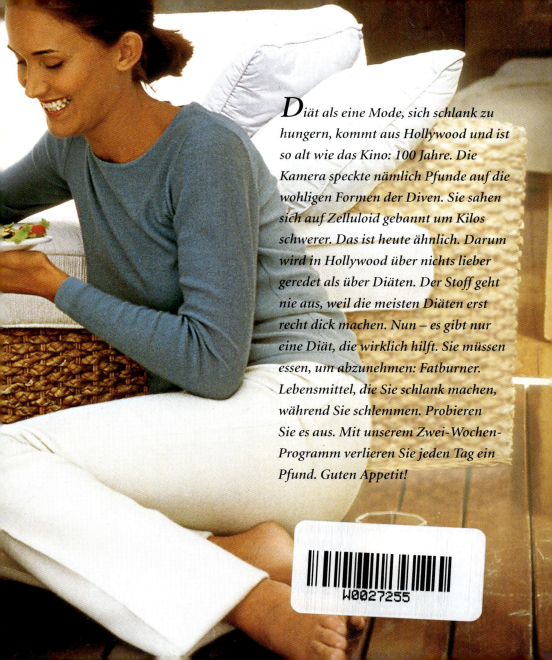

Diät als eine Mode, sich schlank zu hungern, kommt aus Hollywood und ist so alt wie das Kino: 100 Jahre. Die Kamera speckte nämlich Pfunde auf die wohligen Formen der Diven. Sie sahen sich auf Zelluloid gebannt um Kilos schwerer. Das ist heute ähnlich. Darum wird in Hollywood über nichts lieber geredet als über Diäten. Der Stoff geht nie aus, weil die meisten Diäten erst recht dick machen. Nun – es gibt nur eine Diät, die wirklich hilft. Sie müssen essen, um abzunehmen: Fatburner. Lebensmittel, die Sie schlank machen, während Sie schlemmen. Probieren Sie es aus. Mit unserem Zwei-Wochen-Programm verlieren Sie jeden Tag ein Pfund. Guten Appetit!

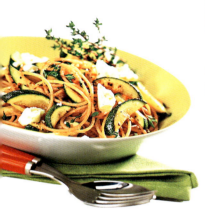

Inhalt

Geben Sie Ihren Fettzellen Zunder — 4

Der Stoff, aus dem die Pfunde sind — 5
Warum ist heute jeder Zweite dick? — 5
Der Stoff, aus dem Diäten sind — 6
Aus Erfahrung und Fehlern lernen — 6
5 Tipps lassen Pfunde purzeln — 7
1. GLYX-Tipp — 7
2. Low-Fat-Tipp — 8
3. Vitamin-Tipp — 9
4. Eiweiß-Tipp — 9
5. Turnschuh-Tipp — 9

1. Woche: Fatburner einfach köstlich — 10

Einkauf für die erste Woche — 11
Fatburner à la carte — 12
Frühstück · Fatburner-Salat · Fatburner-Drink — 12
Snacks · Betthupferl — 13
Erster Tag — 14
Rohkost-Brötchen · Pellkartoffeln mit Pesto-Quark
Zweiter Tag — 16
Gurken-Radieschen-Kaltschale · Kräuter-Risotto mit Garnelen
Dritter Tag — 18
Spargelsalat mit Pecorino · Kalbsschnitzel mit Thunfischsauce und Selleriegemüse
Vierter Tag — 20
Scharfes Rettich-Carpaccio · Penne mit Artischocken und Tomaten

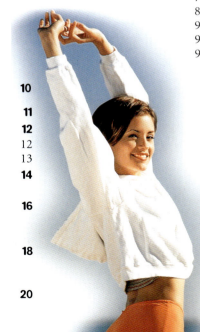

Fünfter Tag 22
Forellenfilet mit Apfel-Meerrettich-Quark · Linsen-Spinat-Pfanne

Sechster Tag 24
Gefüllte Paprika mit Schafskäse · Crêpes mexikanisch

Siebter Tag 26
Gemüsesalat mit Zitronen-Käsesauce · Kabeljaufilet auf Fenchel-Tomaten-Gemüse

2. Woche:
Mit Spaß noch eins draufsetzen 28

Einkauf für die zweite Woche 29
Fatburner à la carte 30

Achter Tag 32
Chinesischer Tatar-Reissalat · Gefüllte Mangold-Tomate

Neunter Tag 34
Puten-Bohnen-Röllchen · Fischtopf mit Chicorée

Zehnter Tag 36
Avocado mit Thunfischfüllung · Erdnuss-Hähnchenfilet in Orangensauce

Elfter Tag 38
Sesam-Tofu auf Tomaten · Paprika-Tagliatelle mit Calamares

Zwölfter Tag 40
Papaya-Salat mit Scampi · Chinesische Gemüse-Puten-Pfanne

Dreizehnter Tag 42
Pasta-Salat mit Mozzarella · Fischspieß mit Schnittlauch-Dip

Vierzehnter Tag 44
Roter Linsensalat mit Ingwer · Zitronen-Spaghetti mit Zucchini

Gesucht – gefunden 46
Buchtipps & Adressen 46
Rezept- und Sachregister 46

Geben Sie Ihren Fettzellen Zunder

Mit Fatburnern schlemmen Sie sich schlank

Zugegeben, Fatburner ist so ein englisches Modewort. Aber es klingt hübscher als Fettverbrenner. Und genau das passiert: Die richtigen Lebensmittel, clever kombiniert, heizen die Fettverbrennung an. Die ungeliebten Fettmoleküle verschwinden von Hüfte und Po und lodern in den kleinen Kraftwerken der Muskelzellen. Und Sie sprühen vor Lebensenergie.

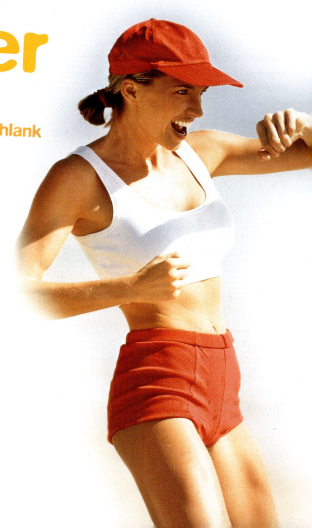

Der Stoff, aus dem die Pfunde sind

Vier Milliarden Umsatz im Jahr macht die »Diät-Industrie« – und Deutschland speckt zu.

Warum ist heute jeder Zweite dick?

Alle zehn Jahre verdoppelt sich die Zahl der Übergewichtigen – aus dem einfachen Grund, weil wir gegen unseren Körper, gegen unsere Gene leben.

Wir sitzen fest

Als der Mensch vor vier Millionen Jahren den Baum verließ, konnte er nur überleben, weil seine Gene ihm diktierten: Laufe. Laufe um Dein Leben, laufe um Dein Essen. 40 Kilometer legten unsere Altvorderen täglich zurück, um für die Familie Nahrung zu beschaffen.
Heute laufen wir im Schnitt einen Kilometer pro Tag. Und all die Kalorien, die wir deshalb nicht verbrennen, schichten wir um unseren Körper herum.

Fließband statt Gemüsebeet

Zu 75 Prozent ernährt uns nicht die Natur, sondern die Industrie. Mit Produkten, die unser Stoffwechsel nicht kennt. Der Motor des Lebens setzt Nähr- und Vitalstoffe aus unserem täglichen Brot in Körpersubstanz um, in Muskeln und Hormone, in Jugend und Abwehrkräfte, aber auch in Gedanken und Gefühle. Doch der Stoffwechsel ist Millionen von Jahre alt. Tütensuppen mit E-Nummern gibt es noch nicht mal seit 100 Jahren.

Wir haben das Kochen verlernt. Statt frisch aus dem Garten bedienen wir uns vom Fließband. Wir essen keine Lebensmittel, sondern Nahrungsmittel. Der Unterschied? Die einen versorgen uns mit Vitalstoffen und Energie. Die anderen mit Chemie und Kalorien: Instantsuppen, Schokoriegel, Fertigmenüs …

Alles Imitat

Um immer mehr und billiger zu produzieren, behilft sich die Industrie mit Gentechnik und Chemie. Natürliche Rohstoffe – Kartoffeln, Getreide, Fischabfälle – werden bis in die kleinsten Bestandteile zerlegt und zu neuen Produkten synthetisiert. 7000 Aromastoffe imitieren den Geschmack, hunderte von Zusatzstoffen halten das Ganze irgendwie zusammen.

Der Körper lässt sich nicht foppen

Kriegt er seinen Treibstoff nicht – das, was er kennt und braucht, was die Natur für ihn bereit hält: Nähr- und Vitalstoffe, Eiweiß, Kohlenhydrate, lebenswichtige Fettsäuren, Vitamine und Mineralien –, dann quält er mit Hunger auf mehr. Reagiert mit Übergewicht, Diabetes, Gicht, Herzkrankheiten.

Der Stoff, aus dem Diäten sind

Aus Erfahrung lernen

Tote Nahrungsmittel und faule Muskeln führen zu Übergewicht. Und Diäten vermehren die Pfunde. Ein kleiner Rückblick über die Diäten der letzten vierzig Jahre – denn aus Erfahrung kann man lernen:

Der Feind der 60er: die Kalorie. Ohne Kalorientabelle traute sich keiner mehr, einkaufen zu gehen. Die Pfunde wurden in 1000-Kalorien-Crash-Diäten runtergehungert, doch blitzartig waren die Polster wieder da.

Die Feinde der 70er: Kalorie & Kohlenhydrate. FdH, Friss die Hälfte, lautete die Parole. Und Dr. Atkins rief auf zur Diät-Revolution: kein Brot, keine Nudeln, kaum Gemüse. Dafür Fett satt in Form von Fleisch, Sahne, Wurst. Zwar schwanden die Pfunde, doch das Fett hatte man bald dick. Die Pfunde kamen wieder.

Der Feind der 80er: Fett. Der Öko schwor auf Körnerkur, der Yuppie griff zu »light«-Produkten. Wer Diäten satt hatte, rührte Schlank-Pulver aus der Apotheke an – oder griff zur vermeintlichen Wunderpille.

Der Feind der 90er: Erst Fett ... Low-Fat und »light« war in aller Munde.

..., dann wurde Süßes endgültig zum Sündenbock: Ende der 90er Jahre berichteten Forscher: Nicht Fett macht fett, sondern Zucker und Weißmehl. »Sugar Buster« eroberten Hollywood.

Aus Fehlern lernen

Was macht schlank? Crash-Diäten, Kalorien zählen, Fett oder Kohlenhydrate meiden?

Crash-Diät

Blitzdiäten leeren die Vitalstofftanks. Ohne Vitalstoffe keine Fettverbrennung. Der Körper verzehrt seine Muskulatur, der Stoffwechsel schaltet auf sein Notprogramm, verbrennt einfach weniger Kalorien – auch nach der Diät. Schnell geht nur das Wieder-dick-Werden.

Kalorien sparen

Studien zeigen: Wer Kalorien zählt, wird dick. Die Disziplin verdirbt die Lust am Leben. Wer Kalorien spart, nimmt wenig Vitalstoffe auf. Vitamine und Mineralien sind aber die Arbeiter im Energiestoffwechsel – fehlen sie, bleibt das Fett auf den Hüften.

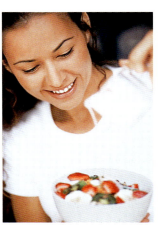

Die einzige Diät, die hilft: Mit Genuss das Richtige essen – denn qualvoller Verzicht macht dick!

5 Tipps lassen Pfunde purzeln

Fett meiden

Studien zeigen: Bodybuilder, die alles Fett mieden, setzten plötzlich Polster an, und die Muskeln schwanden. Ohne die wertvollen Fettsäuren der Pflanzenöle kann man keine Schlankhormone bilden. Wer Fett spart, meidet außerdem automatisch auch Eiweiß, den wichtigsten Bau- und Reparaturstoff des Körpers. Täglich werden 50–100 Gramm Eiweiß verbraucht. Das muss man zuführen. Wer ständig Diät hält, schwächt das Immunsystem, die Konzentration lässt nach, die Laune sinkt in den Keller. Und: Der Körper nagt seine Muskeln an – und reduziert damit seine wichtigsten Fettverbrenner!

Kohlenhydrate meiden

Gehen dem Gehirn die Kohlenhydrate aus – es ernährt sich von nichts anderem –, baut der Körper wertvolles Eiweiß in Zucker um. Muskeln schwinden – der schnellste Weg zu Übergewicht.

So, nun wissen Sie, was nicht hilft: Einseitigkeit und Mangel. Die folgenden fünf Tipps lassen Kilos schwinden – während Sie genüsslich essen.

1. GLYX-Tipp

Ihr Gehirn ist ein wahrer Süßschnabel – es lebt nur von Zucker (Glukose). Auch die Muskeln verbrennen, wenn Sie sich anstrengen, Glukose – genauer: die kleinen Bausteine der Kohlenhydrate. Die brauchen Sie also – in Form von Obst, Gemüse, vollwertigen Getreideprodukten. Nur die »neuen« Kohlenhydrate, die nicht die Natur, sondern die Industrie produziert, kennen Ihre Gene nicht: Zucker und Weißmehl. Die machen dick.

Süß macht fett

Was passiert? Wenn Sie Süßes oder Weißmehlprodukte essen, erschrickt Ihre Bauchspeicheldrüse über die Flut von Glukosemolekülen. Sie schüttet eine Menge Insulin aus. Das Hormon holt den Zucker ganz schnell wieder aus dem Blut. Der Großteil landet dann in Form von Fett auf den Hüften. Und dem Gehirn geht der Zucker aus. Das macht müde, unkonzentriert – und heißhungrig auf Süßes. Und das essen Sie dann auch. Denn Zucker und der Tanz der Hormone sind stärker als Ihr Wille. Hier eine Limonade, dort ein Riegel, erst eine Wurstsemmel, dann ein Keks – so locken Sie den ganzen Tag Insulin. Und solange das im Blut agiert, bleibt das Fett auf den Hüften liegen, denn das Schlankhormon Glukagon verrichtet nur dann sein schmälerndes Werk, wenn kein Insulin im Blut schwimmt.

Was ist der GLYX?

Wissenschaftler haben ausgetestet, wieviel Insulin ein Lebensmittel lockt, und ihm eine Zahl zugeordnet: den

info:

Hoher GLYX

Diese Lebensmittel sollten Sie nicht so häufig konsumieren – und vor allem nicht mit Fett kombinieren.

Getränke: Bier, Limonaden, Cola-Getränke, gezuckerte Fruchtsäfte. **Süsses:** Traubenzucker, Zucker, Kekse, Riegel, Torten, Vollmilchschokolade, Konfitüre. **Brot:** Weißbrot, Graubrot, Brezeln. **Kartoffeln:** Chips, Bratkartoffeln, Püree, Pommes frites, Kartoffelknödel. **Obst & Gemüse:** Karotten, Kürbis, Mais, Kirschen, Trauben, Bananen, Melone. **Sonstiges:** Weißer Reis, Nudeln, Cornflakes, Popcorn, Kräcker, gezuckertes Müsli, Weizenmehl und die meisten Fertigprodukte.

Niedriger GLYX

Lebensmittel mit einem niedrigen GLYX – unter 50 – sind echte Fatburner.

Getränke: Mineralwasser, Tees, frisch gepresste Fruchtsäfte, Gemüsesäfte, trockener Wein. **Obst und Gemüse:** Alle Sorten bis auf die links genannten. **Brot, Getreide:** Nudeln aus Vollkornschrot, Naturreis, Roggen, Schrotbrot, Haferflocken, Pumpernickel, Roggenvollkornbrot, Vollkornmüsli ohne Zucker, Vollkorn- oder Kleiebrot. **Süsses & Nüsse:** Bitterschokolade (mehr als 60 Prozent Kakaoanteil), Honig, Nüsse, Marmelade ohne Zucker. **Sonstiges:** Milchprodukte, Fisch, Geflügel, gutes mageres Fleisch.

»glykämischen Index«. Abgekürzt GLYX. Ein Lebensmittel mit hohem GLYX von etwa 55 bis über 100 lockt viel Insulin und macht dick. Ein Lebensmittel mit GLYX unter 50 liefert wertvolle Kohlenhydrate – und hält schlank. Weil der Körper zu seiner Verwertung Energie zuschießen muss. Und die holt er aus den Fettdepots.

Vorsicht: Insulin-Mast!

Kombiniert man nun ein Lebensmittel mit einem hohen GLYX mit Fett, sorgt das Insulin dafür, dass sich das Fett sofort auf den Hüften niederlässt und dort auch bleibt.

Darum machen Chips schnell dick, Weißbrot mit Butter, Nudeln mit Sahnesauce, Knödel mit Bratenfett.

2. Low-Fat-Tipp

Fett brauchen Sie wie Vitamine – nur nicht zu viel davon. Essen Sie künftig 60 bis 70 g statt der üblichen 140.

Echte Fatburner

Gemüse, Oliven, Nüsse, Samen und Fisch liefern ungesättigte Fettsäuren, die sich positiv auf Ihren Hormonhaushalt auswirken – auch Schlankhormone locken. Verwöhnen Sie Ihren Körper mit kaltgepressten pflanzlichen Ölen, vor allem Olivenöl, und mit Seefisch (Makrele, Hering, Lachs). Und minimieren Sie tierische Fette wie Sahne, Butter, Käse, Fleisch, Wurst. Wählen Sie einfach magere Sorten. Meiden Sie Fettnäpfchen: Creme Fraîche, Mayonnaise, Käse über 45 % Fett, Speck, Salami, Würstchen, Schweinebraten, Chips, Pommes, Schokolade, Torten.

3. Vitamin-Tipp

Vitalstoffe sind wahre Fatburner. Ohne sie flaut der Energie-Stoffwechsel ab – Fett bleibt auf der Hüfte liegen. Übergewicht ist eine Reaktion des Körpers auf ein Zuviel an »toten Stoffen« und einen Mangel an Vitalstoffen. Fehlen die Arbeiter im Energiestoffwechsel, kann Fett nicht abgebaut werden. Meiden Sie Fertigprodukte. Schauen Sie auf das Etikett – und essen Sie nur, wenn Sie a) alles verstehen, b) meinen, dass das Ihrem Körper bekommt. Genießen Sie 5-mal am Tag frisches Obst und Gemüse, knabbern Sie Samen und Nüsse. Achten Sie täglich auf Vollkorn- und Milchprodukte. Und essen Sie 3- bis 5-mal pro Woche Fisch.

Vitamin C: Sie brauchen täglich 1 Gramm, um abzunehmen. Pressen Sie 4 Zitronen ins Mineralwasser, und holen Sie sich Ascorbinsäurepulver aus der Apotheke.

Kalzium: Forscher haben festgestellt, dass man ohne Kalzium nicht abnimmt. Halten Sie sich an magere Milchprodukte, und nehmen Sie täglich 1 Gramm in Form einer Brausetablette. **Weitere Fatburner:** Magnesium, Jod (Jodsalz!), Chrom, B-Vitamine. Die Rezepte ab Seite 12 sind reich daran; holen Sie aber sich zusätzlich in der Apotheke gute Präparate, um die leeren Tanks zu füllen.

4. Eiweiß-Tipp

Eiweiß ist Grundlage für Immunsystem, Schlankhormone, Muskeln, Nerven, Organe und gesunde Haut (Seite 35). Und Eiweiß ist ein Fatburner. Nicht in Form von fettem Braten, fetter Wurst. Aber wenn Sie mageres Geflügel essen, Fisch, Hülsenfrüchte oder Hüttenkäse, dann schießt Ihr Körper Energie zu, um das Eiweiß aus der Nahrung in körpereigenes Eiweiß zu verwandeln. Und diese Energie holt er sich aus den Fettdepots.

Gesunde Quellen: Essen Sie häufig Fisch und Meeresfrüchte, Geflügel, Hülsenfrüchte, magere Milchprodukte.

Saure Helfer: Säure wie Essig auf dem Salat oder die Zitrone über dem Putenschnitzel helfen Ihrem Körper, das Eiweiß besser zu verwerten.

5. Turnschuh-Tipp

Die Natur hat Sie mit bis zu 45 Prozent Muskeln ausgestattet – der Ort, wo das lästige Fett verbrennt. Doch kommt Trägheit ins Leben, verschwindet die Muskulatur, Fettpolster lagern sich ein. Mit jedem Gramm weniger Muskulatur wird auch weniger Fett verbrannt. Darum: Werden Sie aktiv!

Optimale Fatburner: Ausdauersportarten wie Skilanglauf, Fahrradfahren, Walken oder Joggen – mit einem Puls unter 130. Wenn Sie nun jede Woche 2000 kcal abtrainieren, stellen Sie Ihren Stoffwechsel um auf Fettverbrennung. Eine halbe Stunde walken oder joggen macht 400 bis 500 kcal.

Die 1. Woche: Fatburner
einfach köstlich

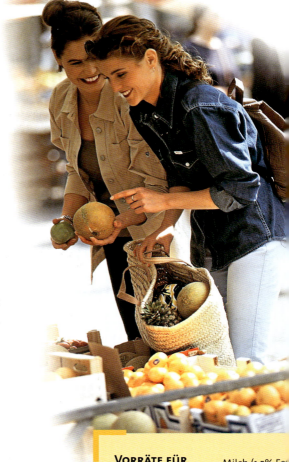

Schlemmen und abnehmen, das geht wirklich. Und natürlich modern: Essen Sie sich schlank mit Fingerfood & Tupper-Tauglichem, das Sie auch mit ins Büro nehmen können.

Keine Zeit? Blitzschnell aufgekocht, muss nicht Fastfood heißen. Mit unseren Rezepten tanken Sie Energie, gute Laune und Fatburner satt – und verlieren täglich ein Pfund. Genießen Sie die folgende Woche: Sie lernen, wie gut Ihnen »Natur pur« tut. Wie köstlich Fatburner schmecken!

Vorräte für zwei Wochen

- Apfelessig
- Aceto balsamico
- Rotweinessig, Sherry-Essig
- Olivenöl, kaltgepresst
- Sonnenblumenöl
- Erdnussöl
- Sojaöl
- Rapsöl
- Sesamöl
- Milch (1,5% Fe**)
- Butter
- Eier
- Gemüsebrühe, gekörnt
- Gemüsefond
- Tomatenmark
- Kapern
- Senf, scharf
- Sambal oelek
- Sojasauce
- Pinienkerne

Einkauf für die erste Woche

▶ Ergänzen Sie die Einkaufsliste noch um die Zutaten für Snacks, Fatburner-Salat und -Drink, Frühstück und Betthupferl Ihrer Wahl (Seite 12), außerdem mit reichlich Gemüse und Obst für den Hunger zwischendurch.

Gemüse & Obst
1 mittelgroße Avocado
4 kleine Artischocken
100 g Brokkoli
1 kleiner Eisbergsalat
1 mittelgroße Fenchelknolle
1 Fleischtomate
1 Frühlingszwiebel
1 mehligkochende Kartoffel
200 g festkochende Kartoffeln
1 kleiner Kohlrabi
1 kleine Möhre
1 gelbe Paprikaschote
1 kleine rote Paprikaschote
120 g Rettich
6 Radieschen
1 kleine Salatgurke
6 frische Shiitakepilze
6 Schalotten
100 g weißer Spargel
150 g Blattspinat
3 Stangen Staudensellerie
2 Tomaten
50 g Kirschtomaten
1 kleiner Zucchino
50 g Zuckerschoten
1 kleine Zwiebel

2 Äpfel, 1 Limette
3 Zitronen, + 4 Zitronen täglich

Kräuter & Gewürze
2 Bund Basilikum
2 kleine rote Chilischoten
5 Zweige Dill
6 kleine Knoblauchzehen
8 Zweige Koriandergrün
1 Kästchen Kresse
1 Teel. Meerrettich
1/2 Teel. Fenchelsamen
2 schwarze Oliven
1 Bund Petersilie
20 g Rucola
5 Schnittlauchhalme
1 Zweig Thymian

Milchprodukte
50 g Feta-Käse (Schafskäse)
130 g fettarmer Joghurt (1,5 %)
100 g Magermilchjoghurt (0,3 %)
180 g Magerquark
2 EL geriebener Parmesan
30 g Pecorino im Stück
75 g Quarkzubereitung (0,2 %)
20 g Roquefort (54 % i. Tr.)
1 EL saure Sahne
1 EL süße Sahne

Fleisch & Fisch
80 g Kalbsschnitzel
60 g Rinderfilet
80 g geräuchertes Forellenfilet
100 g Kabeljaufilet
60 g gegarte Shrimps
50 g Thunfischfilet (Dose)

Brot
1 Scheibe Knäckebrot
1 Roggen-Vollkornbrötchen
1/2 Vollkornbrötchen
2 Scheiben Vollkornbrot
2 Scheiben Vollkorntoast
(praktisch: Toast und vorgeschnittenes Vollkornbrot einfrieren, scheibenweise auftauen.)

Sonnenblumenkerne
Cayennepfeffer
Curry
Kreuzkümmel
Koriander
Muskatnuss
Paprikapulver, edelsüß
Paprikapulver, rosenscharf
Oregano
Meersalz, Kräutersalz
schwarzer Pfeffer in der Mühle
pflanzliches Bindemittel
Frutilose (Obstsüße, Reformhaus)
Vollkornmehl
Vollkornhaferflocken
Naturreis (parboiled)
Langkorn-Wildreis-Mischung (parboiled)
Vollkorn-Penne
Grüne Linsen (Le Puy)
Honig
Bitterschokolade
trockener Sherry
trockener Weißwein
Mineralwasser

Aus der Apotheke:
gute Vitaminpräparate
Eiweißpulver

Fatburner à la carte

Frühstück

Wählen Sie aus, wie Sie den Tag beginnen: Fruchtig frisch, herzhaft mediterran oder mit knusprigem Müsli.

Obstsalat mit Sesam

1 kleinen Apfel und 1 Nektarine oder Pfirsich in Scheiben schneiden. In einer kleinen Schüssel mit 75 g Himbeeren mischen. Mit 2 TL Zitronensaft beträufeln. 2 TL Sesam mit 1 TL Fruchtzucker goldbraun rösten. Über den Salat streuen. Mit Minzeblättchen garnieren.

Papaya-Kokos-Quark

Papaya in dünne Scheiben schneiden und fächerförmig auf einem Teller anrichten. 2 TL Zitronensaft darüber träufeln. 125 g Quarkzubereitung (0,2 % Fett) mit 1 TL Frutilose und je 1 EL Vollkornhaferflocken und gerösteten Kokosraspeln verrühren. Obendrauf geben.

Tomatenbrot

1 dickes Vollkornbrot mit 1 TL Aceto balsamico beträufeln und mit 1 EL fettarmem Frischkäse (16 % Fett) bestreichen. Mit 3 Basilikumblättern und Scheiben einer Tomate belegen. Leicht salzen und pfeffern, mit 2 TL Radieschensprossen bestreuen.

Erdbeer-Mandel-Müsli

2 EL Vollkornhaferflocken und 1 EL geröstete Mandelblättchen in einer Schale mischen. 2 getrocknete Aprikosen fein würfeln, 100 g Erdbeeren waschen und klein schneiden. Zusammen unter das Müsli mischen. 100 ml Magermilchjoghurt (0,3 % Fett) darüber gießen. Mit 1 TL gerösteten Mandelblättchen garnieren.

Fatburner-Salat

Täglich vor dem Essen ein Muss: eine große Schüssel Salat. Dort hinein passt auch, was vom Kochen übrig bleibt. Ein Vorschlag:

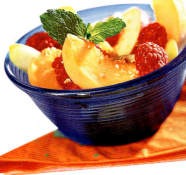

Obstsalat mit Sesam

Variation

50 g grüner Blattsalat in Stücke zupfen. 1 kleine gelbe Paprikaschote klein würfeln. 1 kleine Möhre in feine Streifen schneiden. 4 Kirschtomaten halbieren. Alles mischen. Mit einer Marinade aus 3 TL Weißweinessig, Salz, frisch gemahlenem schwarzem Pfeffer, 1 EL Olivenöl, je 1 TL Raps- und Sonnenblumenöl vermischen. 2 TL gehackte Petersilie darüber streuen.

Fatburner-Drink

Diesen Drink sollten Sie sich täglich mixen – zum Beispiel als zweites Fitnessfrühstück.

Beeren-Apfel-Molke

75 g gemischte Beeren mit 2 TL Zitronensaft, 1 TL Frutilose (Obstsüße) und 6 EL naturtrübem Apfelsaft im

Mixer pürieren. $1/8$ l Trinkmolke und 2 EL Eiweißpulver dazugeben, alles nochmal durchmixen. In ein hohes Glas gießen.

Snacks

Wählen Sie aus den folgenden Snacks jeden Tag noch einen aus.

Rohkost mit Dip

$1/2$ gelbe Paprikaschote und 1 Stange Sellerie in Streifen schneiden. 1 kleinen Chicorée in Blätter teilen. 50 g Tofu mit 3 EL Magermilchjoghurt (0,3 % Fett), 2 TL Zitronensaft und 1 TL Olivenöl fein pürieren. Mit Salz, Pfeffer und edelsüßem Paprika würzen. 1 Schalotte und 60 g Gurke schälen, fein würfeln. Je 3 Zweige Dill und Petersilie hacken und alles unter den Tofu rühren.

Tomaten-Mozzarella-Spieße

$1/4$ gelbe Paprikaschote in Stücke schneiden, mit 4 kleinen Kirschtomaten, 4 Blättern Basilikum und 4 kleinen Mozzarellakugeln (40 g) abwechselnd auf Holzspießchen stecken. 1 TL Aceto balsamico, Salz, schwarzen Pfeffer und 1 TL Olivenöl verrühren und darüber geben.

Mango mit Krabben

200 g Mango schälen, in Scheiben schneiden und fächerartig auf einem Teller anrichten. 1 Frühlingszwiebel in feine Scheiben schneiden, mit 30 g Krabbenfleisch oder Shrimps über die Mango geben. 2 TL Zitronensaft, Salz und schwarzen Pfeffer verrühren und darüber träufeln.

Betthupferl

Damit locken Sie nachts die Schlankhormone:

Flocken-Joghurt

2 EL Joghurt (1,5 % Fett) mit 1 TL Ahornsirup und 1 EL Vollkornhaferflocken verrühren.

Korinthen-Keks

1 TL Quarkzubereitung (0,2 % Fett) auf 1 Vollkornkeks geben, darüber 5 Korinthen.

tipp:

6 Do's für jeden Tag

1. Bewegen Sie sich jeden Morgen vor dem Frühstück 30 Minuten: Walken, Joggen, Outdoor- oder Indoor-Biking.

2. Trinken Sie 3 Liter Mineralwasser. Pressen Sie in jedes Glas eine halbe Zitrone. Auch erlaubt: Tee oder Kaffee (ohne Zucker), naturreine Gemüsesäfte, Früchte- oder Kräutertees. Und wenn Sie wollen: 1 Glas trockener Wein.

3. Essen Sie mittags und abends vor dem Hauptgericht einen Fatburner-Salat.

4. Knabbern Sie immer, wenn der Hunger kommt, Gemüse.

5. Essen Sie täglich mindestens zwei Portionen Obst. 1 Stück oder 1 Hand voll – mit niedrigem GLYX (Seite 8).

6. Stellen Sie sich, bevor Sie starten, auf die Waage. Am besten auf eine Körperfettwaage. Dann wiegen Sie sich in der ersten Woche nicht. Fühlen Sie sich lieber in Ihren Körper hinein, als Ihre Laune von einem Gerät abhängig zu machen.

Erster Tag

Mittags: Rohkost-Brötchen

Zutaten

1 kleine Möhre
1/2 kleiner säuerlicher Apfel
1 TL Zitronensaft
75 g Quarkzubereitung
   (0,2 % Fett)
1 TL Olivenöl
Salz
frisch gemahlener schwarzer
   Pfeffer
1 Schalotte
3 Zweige Petersilie
1 Roggen-Vollkornbrötchen
1 TL Butter
1/2 TL scharfer Senf
1 mittelgroßes Salatblatt

1. Die Möhre putzen, schälen und raspeln. Den Apfel schälen, entkernen und ebenfalls raspeln. Die Gemüse- und Apfelraspel sofort mit dem Zitronensaft vermischen.

2. Den Quark mit dem Olivenöl verrühren. Mit Salz und Pfeffer würzen.

3. Die Schalotte schälen und fein hacken. Die Petersilie waschen, trockenschwenken, die Blätter abzupfen und fein hacken. Beides mit dem Quark und der Rohkost vermischen.

4. Das Brötchen quer halbieren. Beide Hälften dünn mit der Butter und dem Senf bestreichen. Das Salatblatt waschen, putzen und mundgerecht zerpflücken. Auf die Brötchen legen. Die Rohkostmischung darauf verteilen.

Einfach mitnehmen: Die Rohkost und den Salat separat verpacken. Das Brötchen frisch kaufen und erst am Arbeitsplatz anrichten.

Rohkost-Brötchen

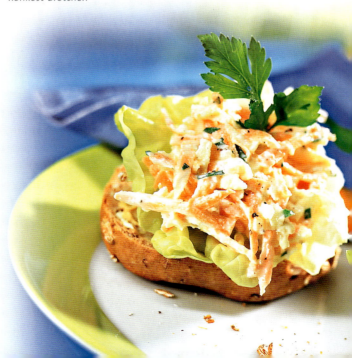

Abends: Pellkartoffeln mit Pesto-Quark

Zutaten

200 g kleine, festkochende Kartoffeln
Salz
1 Bund Basilikum (etwa 10 g Basilikumblätter)
1 kleine Knoblauchzehe
1 TL Aceto balsamico
2 TL Pinienkerne
1 EL geriebener Parmesan
2 EL Gemüsefond (Glas) oder kräftige Gemüsebrühe
2 TL Olivenöl
100 g Magerquark
frisch gemahlener schwarzer Pfeffer

1. Die Kartoffeln waschen und in Salzwasser 20–25 Minuten kochen.

2. Für den Pesto die Basilikumblätter abreiben und grob hacken. Die Knoblauchzehe schälen und hacken. Basilikum und Knoblauch mit dem Essig, den Pinienkernen und dem Parmesan vermischen. Den Gemüsefond oder die Gemüsebrühe dazugeben und alles fein pürieren. Das Olivenöl unterrühren.

3. Den Quark mit dem Pesto gründlich verrühren. Mit wenig Salz und mit Pfeffer abschmecken.

4. Die Kartoffeln abgießen, kurz ausdämpfen lassen und pellen. Den Pesto-Quark dazu servieren.

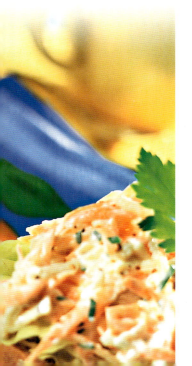

info:

TRINKEN SIE!

Einer der effektivsten Fatburner: trinken, trinken, trinken. Täglich mindestens 3 Liter – ohne Kalorien, ohne Süßstoff. Mineralwasser, Früchte- und Kräutertees. Auch erlaubt: gute Gemüsesäfte und Fruchtsaftschorle. Und natürlich der Fatburner-Drink von Seite 12.

Warum verbrennt man trinkend Fett? In US-Studien hat man festgestellt: Der Stoffwechsel schraubt um 3 bis 4 Prozent runter, wenn nicht genügend Flüssigkeit getankt wird. Die Folge: 1 Pfund Fett mehr in 6 Monaten. Pressen Sie in jedes Glas Mineralwasser 1/2 Zitrone (Seite 9). Und trinken Sie acht Gläser pro Tag.

Trinken Sie morgens vor dem Aufstehen ein Glas Mineralwasser. Dann bringen Sie über den gastrokolischen Reflex binnen 10 Minuten die Verdauung in Schwung.

Jeden Morgen nach dem Frühsport: 2 EL Apfelessig mit 0,2 Liter Wasser mischen und mit 1 TL Honig süßen.

Zweiter Tag

Mittags: Gurken-Radieschen-Kaltschale

Zutaten

2 TL Sonnenblumenkerne
1/2 kleine Salatgurke (200 g)
6 Radieschen (100 g)
100 g Joghurt (1,5 % Fett)
Kräutersalz, frisch gemahlener schwarzer Pfeffer
edelsüßes Paprikapulver
5 Zweige Dill
1 Scheibe Vollkornbrot

1. Die Sonnenblumenkerne in einer Pfanne ohne Fett rösten und abkühlen lassen.

2. Die Salatgurke schälen und in Würfel schneiden. Die Radieschen putzen und waschen. 1 Radieschen in dünne Scheibchen schneiden und für die Garnierung beiseite legen. Die übrigen Radieschen grob hacken, mit den Gurkenwürfeln und dem Joghurt fein pürieren. Mit Kräutersalz, Pfeffer und Paprika abschmecken.

3. Den Dill abbrausen und trockenschwenken. Einige Dillspitzen zum Garnieren beiseite legen, die übrigen fein hacken und unter das Püree rühren. Abgedeckt in den Kühlschrank stellen.

4. Vor dem Servieren die beiseite gelegten Radieschenscheiben und die Sonnenblumenkerne auf die Kaltschale streuen. Mit den übrigen Dillspitzen garnieren. Das Brot dazu essen.

Einfach mitnehmen: Die Kaltschale schon am Vorabend zubereiten. Am Arbeitsplatz nur noch garnieren (Punkt 4).

Abends: Kräuter-Risotto mit Garnelen

Zutaten

1 Schalotte
1 kleine Knoblauchzehe
2 TL Rapsöl
60 g Naturreis (parboiled)
175 ml Gemüsebrühe
60 g geschälte und gekochte Garnelen (Shrimps)

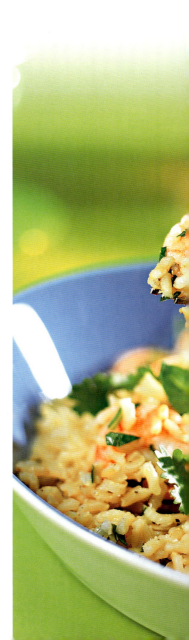

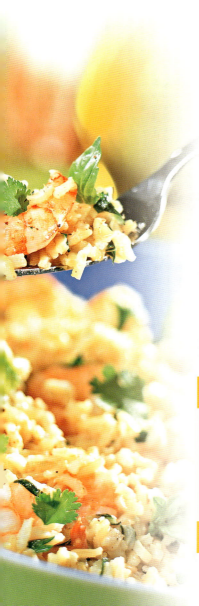

Kräuter-Risotto mit Garnelen

5 Zweige Koriandergrün
5 Zweige Petersilie
6 Basilikumblätter
Salz, frisch gemahlener
  schwarzer Pfeffer
1/2 Limette

1. Schalotte und Knoblauchzehe schälen, fein würfeln.

2. Das Öl in einem Topf erhitzen. Schalotte und Knoblauch darin glasig dünsten. Den Reis dazugeben und unter Rühren kurz anrösten. Etwas Gemüsebrühe angießen und kurz einkochen lassen. Mit der restlichen Brühe auffüllen und bei mittlerer Hitze in etwa 20 Minuten ausquellen lassen.

3. Inzwischen die Garnelen in einem Sieb abbrausen und gut abtropfen lassen. Den Koriander und die Petersilie abbrausen, die Blätter von den Stielen zupfen und bis auf ein paar Blätter zum Garnieren grob hacken. Die Basilikumblätter abreiben und fein streifig schneiden.

4. Den Risotto mit wenig Salz, mit Pfeffer, Limettensaft und abgeriebener Limettenschale abschmecken. Die Garnelen und die Kräuter unter den Reis mischen und 2–3 Minuten ziehen lassen. Mit den übrigen Kräutern garnieren.

info:

FITTE KOMBI

Kombinieren Sie auch künftig Eiweiß (Milchprodukte, Fleisch, Fisch) immer mit Kohlenhydraten (Naturreis, Vollkorn-Produkte, Gemüse, Salate, Früchte). Dann füttern Sie ausreichend Vitamine in den Eiweißstoffwechsel und haben ausreichend Zucker fürs Gehirn. Zudem werden im Gehirn belebende Botenstoffe gebildet (Dopamin, Noradrenalin), die aufmuntern, geistig rege und körperlich agil machen. Und die Kombination zwingt den Körper, sich aus den Fettpölsterchen zu bedienen, um das Eiweiß der Nahrung in Jugend, Muskeln und Fröhlichkeit zu investieren.

Dritter Tag

Mittags: Spargelsalat mit Pecorino

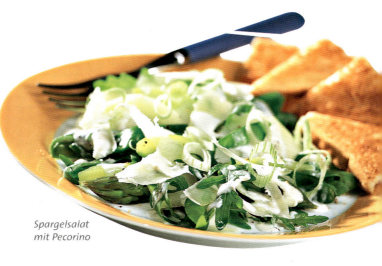

Spargelsalat mit Pecorino

Zutaten

100 g Spargel
50 g Zuckerschoten
1 kleiner Kohlrabi
1 Frühlingszwiebel
Salz
2 EL Zitronensaft
frisch gemahlener schwarzer Pfeffer
1 EL Olivenöl
1 EL süße Sahne
20 g Rucola
30 g Pecorino
1 Scheibe Vollkorntoast

1. Den Spargel putzen, schälen und schräg in 2 cm lange Abschnitte schneiden. Die Zuckerschoten waschen und die Enden abknipsen. Den Kohlrabi schälen, vierteln und in dünne Scheiben schneiden. Die Frühlingszwiebel waschen, putzen und in feine Ringe schneiden.

2. Salzwasser zum Kochen bringen. Zuerst den Spargel in das Wasser geben und 7 Minuten garen. Dann die Zuckerschoten und den Kohlrabi dazugeben und alles weitere 2 Minuten garen.

tip:

LUST AUF GESELLSCHAFT?

Wenn Sie in ein Restaurant oder in die Kantine gehen, wählen Sie einfach ein Stück Fisch vom Grill, mageres Geflügel oder Fleisch mit Salat, den Sie sich selbst mit Essig und Olivenöl marinieren. Wenn Sie Frühstücken gehen, dann bestellen Sie sich einen frischen Obstsalat – ohne Sahne, versteht sich.

3. Den Zitronensaft mit Salz und Pfeffer verrühren, das Öl und die Sahne unterschlagen. Den Rucola waschen, putzen, die harten Stengel abknipsen.

4. Das Gemüse aus dem Wasser heben, sofort eiskalt abschrecken und in einem Sieb gut abtropfen lassen. Das Gemüse und die Frühlingszwiebel mit dem Dressing mischen.

5. Einen Teller mit den Rucolablättern auslegen. Die Gemüsemischung darauf verteilen. Den Pecorino mit einem Sparschäler in Spänen abziehen und über den Salat geben. Den Toast rösten und zum Salat essen.

Abends: Kalbsschnitzel mit Thunfischsauce und Selleriegemüse

Zutaten

40 g Langkorn-Wildreis-Mischung
Salz
3 Stangen Staudensellerie
1/8 l Gemüsebrühe
40 g Thunfischfilet im eigenen Saft aus der Dose
1 EL Zitronensaft
50 g Magermilchjoghurt (0,3 % Fett)
1 TL Kapern
frisch gemahlener schwarzer Pfeffer
1 Kalbsschnitzel (80 g) oder auch Putenschnitzel oder Hähnchenbrustfilet
1 TL Olivenöl

info:

SUPER-FATBURNER

➤ Artischocken entschlacken mit ihrem Wirkstoff Cyarin.
➤ Brokkoli ist der Star unter den Krebsvorbeugern, heizt der Fettzelle ein mit viel Vitamin C und Kalzium.
➤ Chicorée ackert unerbittlich gegen die Fettzelle. Sein Bitterstoff Intybin kurbelt Verdauung und Stoffwechsel an.
➤ Chili lockt über seine Schärfe Endorphine, die fröhlich stimmen. Nichts macht agiler und somit schlanker als: gute Laune!
➤ Hülsenfrüchte liefern den Fatburner Eiweiß – ohne Fett.
➤ Kohl entpolstert die Hüften mit Ballaststoffen, Vitamin C, Magnesium, Kalzium, Eisen, Jod und Zink.
➤ Kräuter verzaubern Gerichte und bringen mit ihren Biostoffen den Stoffwechsel in Schwung.
➤ Sellerie entwässert und regt den Fettstoffwechsel an – mit Bitterstoffen, ätherischen Ölen und Pflanzen-Hormonen.
➤ Tomaten schützen mit Lykopin vor Krebs und bestechen die Waage mit wenigen Kalorien und vielen Vitalstoffen.
➤ Rettich und Radieschen gehören in den Fatburnersalat: Ätherische Öle entwässern und regen die Verdauung an.
➤ Zwiebeln senken den Blutzuckerspiegel und kurbeln die Fettschmelze an.
➤ Wahres Fatburner-Obst: Äpfel, Aprikosen, Avocado, Beeren, Birnen, Exoten, Kiwi, Pflaumen, Zitrusfrüchte.

1. Den Reis nach Packungsangabe in leicht gesalzenem Wasser 20–25 Minuten garen.

2. Den Sellerie waschen, putzen und in dünne Scheiben schneiden. Die Brühe aufkochen, den Sellerie darin 10 Minuten dünsten.

3. Den Thunfisch abgießen. Den Zitronensaft und den Joghurt dazugeben und alles mit dem Mixstab fein pürieren. 1–2 EL Dünstflüssigkeit vom Sellerie und die Kapern unterrühren. Die Sauce mit Salz und Pfeffer kräftig abschmecken.

4. Das Kalbsschnitzel mit Salz und Pfeffer würzen. In einer beschichteten Pfanne mit dem Öl von jeder Seite 2–3 Minuten braten.

5. Fleisch, Selleriegemüse und Reis anrichten. Die Thunfischsauce dazu reichen.

Vierter Tag

Mittags: Scharfes Rettich-Carpaccio

Zutaten

60 g Rinderfilet
120 g Rettich
2 EL Limettensaft
Salz, frisch gemahlener schwarzer Pfeffer
½ TL Sambal oelek
2 TL Sojaöl
1 kleine rote Chilischote
5 Schnittlauchhalme
½ Vollkornbrötchen
1 TL Butter

1. Das Rinderfilet in Folie wickeln und im Gefrierfach 1 Stunde anfrieren lassen.

2. Inzwischen den Rettich schälen und in sehr dünne Scheiben schneiden oder auf der Rohkostreibe hobeln.

3. Für die Marinade den Limettensaft mit Salz, Pfeffer, Sambal oelek und Öl verrühren.

4. Das Fleisch in hauchdünne Scheiben schneiden.

Einen großen Teller mit etwas Marinade bestreichen. Die Rettich- und die Rinderfiletscheiben darauf fächerartig anrichten. Die übrige Sauce darüber träufeln.

5. Die Chilischote putzen, entkernen und winzig klein würfeln. Den Schnittlauch abbrausen, trockenschütteln und in feine Röllchen schneiden. Beides über das Carpaccio streuen.

6. Das Brötchen mit der Butter bestreichen und dazu reichen.

---

tipp:

Lust auf Schokolade?

Dann lassen Sie ein Stück Bitterschokolade auf der Zunge zergehen. Schoko mit mehr als 60 % Kakaoanteil liefert Ihnen die ganzen Gesundstoffe der Kakaobohne – ohne sich auf den Hüften niederzuschlagen. Denn sie lockt kaum Insulin. Übrigens: Kommt der Süßhunger, ist auch die Feige eine schlanke Alternative!

Variante: Den asiatischen Einschlag können Sie noch mehr betonen, wenn Sie statt Schnittlauchröllchen zarte Korianderblättchen auf das Carpaccio streuen.

Abends: Penne mit Artischocken und Tomaten

Zutaten

4 kleine Artischocken
Salz
2 EL Zitronensaft
2 Schalotten
1 kleine Knoblauchzehe
1 Fleischtomate (200 g)
40 g Vollkorn-Penne (Nudeln)
2 TL Olivenöl
frisch gemahlener schwarzer Pfeffer
1 EL geriebener Parmesan

1. Von den Artischocken die äußeren Blätter entfernen, die Spitzen um ein Drittel kürzen. Die Stiele schälen, so dass das weiße Fleisch sichtbar wird. Die Artischocken sofort in ½ l leicht gesalzenes Wasser mit dem Zitronensaft geben, damit sie hell bleiben. Aufkochen und bei schwacher Hitze 10–15 Minuten garen.

2. Inzwischen reichlich Salzwasser zum Kochen bringen. Die Schalotten und den Knoblauch schälen, fein würfeln. Die Tomate überbrühen, abschrecken und häuten. Ihr Fruchtfleisch vierteln, entkernen und klein würfeln.

3. Die Artischocken aus dem Sud heben, abtropfen und etwas abkühlen lassen, dann längs vierteln.

4. Die Nudeln nach Packungsanweisung in dem kochenden Salzwasser bissfest garen.

5. Das Öl in einer beschichteten Pfanne erhitzen. Die Schalotten und die Knoblauchzehe darin glasig braten. Die Artischocken dazugeben und 2 Minuten mitbraten. 6 EL Artischockensud angießen und die Tomate dazugeben. Alles bei schwacher Hitze 5 Minuten zugedeckt dünsten.

6. Die Nudeln abgießen, kurz abtropfen lassen und sofort mit Artischocken und Tomatenwürfeln vermischen. Mit Salz und Pfeffer abschmecken.

7. Die Nudeln auf einem vorgewärmten Teller anrichten. Mit dem Parmesan bestreuen und mit Pfeffer übermahlen.

Einkaufstipp: Zarte, junge Artischocken gibt es bei uns im Hochsommer für kurze Zeit. Außerhalb der Saison können Sie das Gericht mit eingelegten, verzehrfertigen Artischockenherzen (in Gläsern oder Dosen) zubereiten.

Penne mit Artischocken und Tomaten

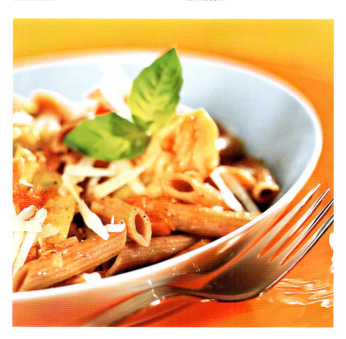

Fünfter Tag

Mittags: Forellenfilet mit Apfel-Meerrettich-Quark

Zutaten

1 säuerlicher Apfel (150 g, zum Beispiel Boskop)
2 EL Zitronensaft
80 g Magerquark
1 TL geriebener Meerrettich
1/4 Kästchen Kresse
Salz, frisch gemahlener schwarzer Pfeffer
1 geräuchertes Forellenfilet (80 g)
1 Scheibe Knäckebrot

1. Den Apfel waschen. Das Kerngehäuse mit einem Apfelausstecher entfernen. Den Apfel quer halbieren und eine Hälfte in knapp 1 cm breite Scheiben schneiden.

2. 100 ml Wasser mit 1 EL Zitronensaft aufkochen, die Apfelscheiben darin 2 Minuten pochieren. Herausheben und in einem Sieb abtropfen lassen. Den Kochsud beiseite stellen.

3. Die zweite Apfelhälfte schälen, auf der Rohkostreibe fein raspeln, mit dem übrigen Zitronensaft beträufeln.

4. Den Quark mit 1 EL Apfelsud und dem Meerrettich verrühren. Die Kresseblättchen (einige zum Garnieren nehmen!) abschneiden und mit den Apfelraspeln unter den Quark mischen. Mit Salz und Pfeffer abschmecken.

5. Das Forellenfilet mit den Apfelscheiben und dem Meerrettich-Dip anrichten. Mit etwas Kresse garnieren. Dazu gibt's das Knäckebrot.

Variante für Eilige: Fertigen Meerrettich-Quark nehmen und einen Apfel dazu essen.

Forellenfilet mit Apfel-Meerrettich-Quark

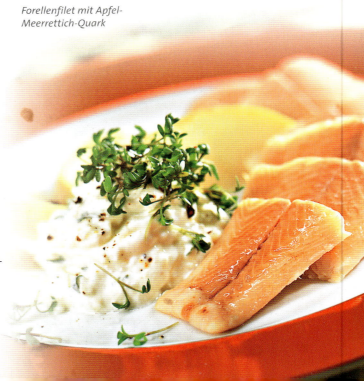

Abends: Linsen-Spinat-Pfanne

Zutaten

60 g grüne Le-Puy-Linsen
¼ l Gemüsebrühe
150 g Blattspinat
1 kleine rote Paprikaschote
6 frische Shiitakepilze (50 g)
1 kleine Zwiebel
1 kleine Knoblauchzehe
2 TL Sonnenblumenöl
Salz, frisch gemahlener schwarzer Pfeffer
½ TL gemahlener Koriander
Cayennepfeffer
1 TL Bio-Tomatenmark
1 Scheibe Vollkornbrot

1. Die Linsen in der Brühe zum Kochen bringen und zugedeckt bei schwacher Hitze 20–25 Minuten garen.

2. Inzwischen den Spinat gründlich waschen, putzen, größere Blätter grob hacken. Die Paprika waschen, putzen und in kleine Würfel schneiden. Die Pilze abreiben, die Stiele entfernen und die Pilzhüte der Länge nach in feine Streifen schneiden. Die Zwiebel und die Knoblauchzehe abziehen und fein würfeln.

3. Die Linsen abgießen, den Sud dabei auffangen und die Linsen in einem Sieb gut abtropfen lassen.

4. Das Öl in einer beschichteten Pfanne erhitzen. Die Zwiebel und den Knoblauch darin glasig dünsten. Paprika und Pilze dazugeben und 2–3 Minuten andünsten. Die Linsen und den Spinat untermischen, mit Salz, Pfeffer, Koriander und Cayennepfeffer würzen. Das Tomatenmark unterrühren und 3 EL Linsenbrühe angießen. Alles zugedeckt noch 2–3 Minuten dünsten, bis der Spinat zusammengefallen ist. Zum Gemüse das Brot servieren.

Linsen-Variante: Rechnen Sie 15–20 Minuten mehr Garzeit, wenn Sie statt der Le-Puy-Linsen gewöhnliche braune Linsen nehmen.

> ### tipp:
> **SETZEN SIE AUF QUALITÄT**
>
> Kaufen Sie Ihr Obst und Gemüse beim Bio-Bauern oder bei einem Gemüsehändler Ihres Vertrauens. Schmecken Sie den Unterschied. Und fühlen Sie, wie gut Qualität Ihnen tut. Es ist Ihr Treibstoff – für Lebensenergie, Zufriedenheit, Wohlgefühl und Glück.

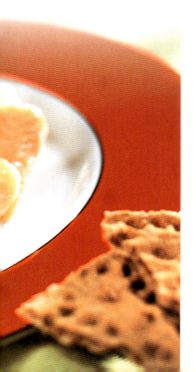

Sechster Tag

Mittags: Gefüllte Paprika mit Schafskäse

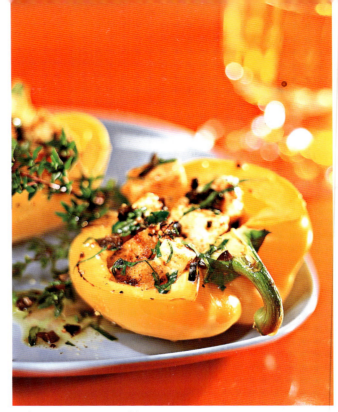

Gefüllte Paprika mit Schafskäse

Zutaten

1 gelbe Paprikaschote
50 g Schafskäse (Feta)
1 Scheibe Vollkorntoast
1 kleine Knoblauchzehe
2 Zweige Thymian
Kräutersalz
frisch gemahlener schwarzer Pfeffer
rosenscharfes Paprikapulver
4 TL Olivenöl
1 EL Rotweinessig
2 TL Zitronensaft
2 schwarze Oliven
3 Zweige Petersilie

1. Die Paprikaschote waschen, der Länge nach halbieren, von Kernen und Trennwänden befreien. Den Schafskäse und das Toastbrot in 1 cm große Würfel schneiden. Die Knoblauchzehe schälen und sehr fein würfeln. Den Thymian abbrausen, die Blätter abstreifen.

2. Den Käse, die Toastwürfel und den Knoblauch vorsichtig mischen. Mit Thymian, Kräutersalz, Pfeffer und Paprikapulver würzen. Die Mischung in die Paprikahälften füllen und mit je 1 TL Olivenöl beträufeln.

3. Den Elektrogrill oder den Backofen auf 250 °C vorheizen. Die Paprikahälften auf den mit Alufolie belegten Rost legen und unter dem Grill oder im Ofen 8–9 Minuten grillen, bis der Schafskäse leicht gebräunt ist.

4. Inzwischen den Essig, den Zitronensaft, Salz und Pfeffer verquirlen. Das übrige Öl unterschlagen. Die Oliven entsteinen und fein würfeln. Die Petersilie abbrausen, trockenschwenken, die Blätter abzupfen und fein hacken. Die Oliven und die Petersilie unter das Dressing rühren.

5. Die Paprikahälften aus dem Ofen nehmen und sofort mit dem Oliven-Dressing beträufeln. Etwas abkühlen lassen, in ein Gefäß mit Deckel verpacken und über Nacht im Kühlschrank durchziehen lassen.

Idee: Die gegrillten Paprikahälften können Sie auch abends als warme Beilage zu kurz gebratenem Fleisch oder Fisch servieren.

Abends: Crêpes mexikanisch

Zutaten

1 Ei
2 EL Weizenvollkornmehl
100 ml Milch (1,5 % Fett)
Salz
1 kleine rote Chilischote
1/4 reife Avocado (65 g, ohne Stein)
1 Tomate
1 Schalotte
2 TL Limettensaft
frisch gemahlener schwarzer Pfeffer
1 TL Rapsöl
3 Zweige Koriandergrün
2 EL Joghurt (1,5 % Fett)

1. Das Ei mit dem Mehl, der Milch und 1/2 TL Salz verquirlen. Die Chilischote waschen, putzen, entkernen und winzig klein würfeln. Unter den Teig rühren und 20 Minuten quellen lassen.

2. Das Avocadoviertel schälen und in 1 cm große Würfel schneiden. Die Tomate waschen, vom Blütenansatz befreien, vierteln und entkernen. Die Viertel in Würfel schneiden. Die Schalotte abziehen und fein würfeln. Die Avocado-, Tomaten- und Schalottenwürfel vorsichtig mischen und mit dem Limettensaft, Salz und Pfeffer würzen.

3. In einer kleinen beschichteten Pfanne das Öl erhitzen und nacheinander 2 Crêpes backen: 3–4 Minuten stocken lassen, dann wenden und noch 1 Minute weiterbacken.

4. Inzwischen den Koriander abbrausen, die Blätter abzupfen und fein hacken. Unter den Joghurt rühren, mit Salz und Pfeffer abschmecken.

5. Die Crêpes mit der Avocadomischung füllen. Den Koriander-Joghurt dazu servieren.

tipp:

Fünf Minuten für die Muskeln

Bisher hatten Sie mit dem Laufen schon viel zu tun. Aber wenn Sie Ihren Fettpölsterchen noch effektiver einheizen wollen, dann vermehren Sie Ihre Brennöfchen: Ihre Muskeln. Ganz einfach – kaufen Sie sich im Sportfachgeschäft ein Flex-Band (Latex oder Kunststoff) mit Übungsanleitung, und bauen Sie 5 bis 10 Minuten täglich Muskeln auf.

Siebter Tag

Mittags: Gemüsesalat mit Zitronen-Käsesauce

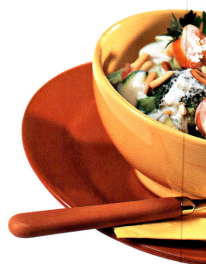

Zutaten

100 g Brokkoli
Salz
1 kleiner Zucchino
50 g Kirschtomaten
20 g Roquefort
  (54 % Fett i.Tr.)
50 g Magermilchjoghurt
  (0,3 % Fett)
1 EL Zitronensaft
frisch gemahlener schwarzer
  Pfeffer
1/4 TL abgeriebene Schale einer unbehandelten Zitrone
2 Blätter Eisbergsalat
2 TL Pinienkerne

1. Den Brokkoli waschen, in sehr kleine Röschen teilen. Die Stiele schälen und klein schneiden.

2. In einem Topf Salzwasser zum Kochen bringen. Den Zucchino waschen, vom Stielansatz befreien, längs halbieren und in feine Streifen oder Scheiben schneiden. Die Tomaten waschen und halbieren.

3. Den Brokkoli im Salzwasser in 3 Minuten bissfest garen. Abgießen, eiskalt abschrecken und gut abtropfen lassen.

4. Für das Dressing den Roquefort mit einer Gabel fein zerdrücken. Mit dem Joghurt und dem Zitronensaft glatt verrühren. Mit Salz, Pfeffer und Zitronenschale abschmecken.

5. Den Brokkoli, die Zucchinostreifen oder -scheiben und die Tomaten darin wenden und mindestens 1 Stunde im Kühlschrank durchziehen lassen.

6. Den Eisbergsalat waschen, trockenschleudern und in 1 cm breite Streifen schneiden; unter den Salat mischen. Die Pinienkerne in einer Pfanne ohne Fett goldbraun rösten. Vor dem Servieren auf den Salat streuen.

Variante: Auch andere kräftige Sorten wie Romana- oder Endiviensalat passen statt Eisbergsalat in die Mischung.

tipp:

NEUGIERIG?

Wenn Sie sich auf die Waage stellen wollen – heute dürfen Sie. Aber bitte nur auf eine Körperfett-Waage. Sie misst über Leichtstrom den Anteil von Muskel- und Fettmasse im Körper. Sie sagt Ihnen ehrlich, ob Sie Fett verbrennen.

Siebter Tag

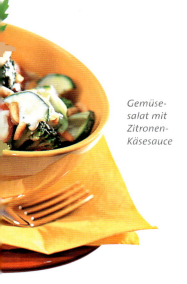

Gemüse-salat mit Zitronen-Käsesauce

Abends: Kabeljau-filet auf Fenchel-Tomaten-Gemüse

Zutaten

100 g Kabeljaufilet
1 TL Zitronensaft
Salz
frisch gemahlener schwarzer Pfeffer
1 mehligkochende Kartoffel (150 g)
1 große Tomate (200 g)
1 Fenchelknolle (250 g)
1 Schalotte
1 kleine Knoblauchzehe
2 TL Olivenöl
1/2 TL Fenchelsamen
3 EL Gemüsebrühe
1 EL saure Sahne

1. Das Fischfilet waschen, trockentupfen und mit dem Zitronensaft beträufeln, salzen und pfeffern. Die Kartoffel waschen und in Salzwasser garen.

2. Die Tomate überbrühen, abschrecken und häuten. Das Fruchtfleisch vierteln, entkernen und klein würfeln.

3. Den Fenchel waschen, putzen und das Grün beiseite legen. Die Knolle längs vierteln, vom Strunk befreien und dann in feine Streifen schneiden.

4. Die Schalotte und die Knoblauchzehe abziehen, fein würfeln und in einer Pfanne mit 1 TL Öl andünsten. Die Fenchelstreifen dazugeben und zugedeckt 5 Minuten dünsten.

5. Die Tomatenwürfel und die zerdrückten Fenchelsamen hinzufügen, salzen und pfeffern. Die Gemüsebrühe angießen. Das Kabeljaufilet auf das Gemüse legen und mit dem übrigen Olivenöl beträufeln. Zugedeckt bei schwacher Hitze 7 Minuten dünsten.

6. Inzwischen die Kartoffel abgießen, noch heiß pellen und mit dem Kartoffelstampfer grob zerdrücken. Die saure Sahne untermischen. Mit Salz und Pfeffer abschmecken.

7. Das Kabeljaufilet mit dem Gemüse und dem Kartoffelpüree anrichten. Das Fenchelkraut grob hacken und obendrauf streuen.

Variante: Anstelle von Fenchel Gemüsegurke nehmen.

tipp:

WENIGER MIT MEER

Gönnen Sie sich doch mal ein entspannendes Bad. Und zwar mit Meersalz. Es entschlackt den Körper und strafft die Haut.

➤ Geben Sie 500 g Meersalz in 37–38 °C warmes Wasser und genießen Sie die wohlige Wärme 20 Minuten lang.

Die 2. Woche Mit Spaß noch eins draufsetzen

Top-Rezepte für Figur und gute Laune

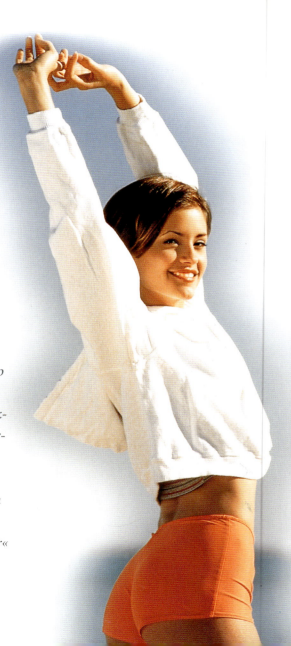

*S*timmt's? Es geht Ihnen jetzt schon so richtig gut. Sie investieren jeden Tag 30 Minuten in Bewegung, die Sie glücklich macht, und füllen Ihre leeren Energie-Tanks mit den Gute-Laune-Boten. Ihre Seele, Ihr Geist und Ihr Gaumen haben Gefallen an Natur gefunden, an Gemüse, Fisch, Obst ... Sie brauchen Chips, Riegel & Co – die »Trostpflaster« der Industrie – nicht mehr? Schön, dann machen Sie weiter!

Einkauf für die zweite Woche

▶ Ergänzen Sie diese Einkaufsliste mit den Zutaten für Frühstück, Fatburner-Drink, Snacks und Betthupferl Ihrer Wahl von Seite 30 und 31.

Gemüse & Obst

1 kleine Aubergine
1 mittelgroße Avocado
100 g Champignons
1 kleine Staude Chicorée
30 g tiefgekühlte Erbsen
5 Frühlingszwiebeln
150 g Gemüsegurke
1 kleine festkochende Kartoffel
1 dünne Stange Lauch
2 Blätter Mangold
1 kleine Möhre
2 rote, 1 grüne Paprikaschoten
60 g Prinzessbohnen
1 kleiner Romanasalat
1 Schalotte
2 kleine Stangen Sellerie
100 g Sojasprossen
6 Tomaten
1 große Fleischtomate
70 g Kirschtomaten
200 g kleine Zucchini
2 kleine Zwiebeln
1 kleine rote Zwiebel

1 kleine Mango
1 kleine Orange, 1 Papaya
3 Zitronen, + 4 Zitronen täglich

Kräuter & Gewürze

5 Zweige Basilikum
5 Zweige Dill
2 Bund Petersilie
1 kleine rote Chilischote
1 Stück Ingwer, 2 cm
5 Zweige Koriandergrün
6 kleine Knoblauchzehen
5 Schnittlauchhalme
2 Zweige Thymian

Milchprodukte

40 g Feta-Käse (Schafskäse)
80 g fettarmer Joghurt (1,5 %)
50 g Mozzarella
1 EL geriebener Parmesan
75 g Quarkzubereitung (0,2 %)
2 TL Schmand (24 % Fett)

tipp:

Gemüse & Obst satt

Kaufen Sie Obst und Gemüse lieber frisch und nicht als Vorrat für die ganze Woche. Jeder Tag killt Vitalstoffe.

Und wenn Ihnen Reste bleiben: In Ihren täglichen Fatburner-Salat schnipseln oder zwischendurch einfach so genießen. Sie wissen ja, von Obst und Gemüse können Sie gar nicht genug essen (Ausnahmen siehe Seite 8).

Fleisch & Fisch

80 g Hähnchenbrustfilet
80 g Putenbrustfilet
70 g geräucherte Putenbrust
50 g Tatar
100 g Calamares, küchenfertig
2 rohe Scampi, ohne Kopf (60 g)
100 g Schollenfilet
100 g Seeteufelfilet
50 g gegarte Shrimps
50 g Thunfischfilet (Dose)

Brot

1 Kornspitz
1 Scheibe Knäckebrot
2 Roggen-Vollkornbrötchen
1 Scheibe Vollkornbrot
1 Scheibe Vollkorntoast

Sonstiges

2 getrocknete Aprikosen
30 g Bulgur
30 g ungeschälte Erdnüsse
$1/4$ l Fischfond (Glas)
2 TL Kürbiskerne
40 g Langkorn-Wildreis-Mischung (parboiled)
4 EL rote Linsen
2 EL Orangensaft
2 TL Pinienkerne
2 EL Reisessig
2 EL Sesam
70 g Tofu
1–2 getrocknete, eingelegte Tomaten (10 g)
40 g kurze Vollkorn-Makkaroni
40 g Vollkorn-Spaghetti
60 g Vollkorn-Tagliatelle

Fatburner à la carte

Frühstück

Unter diesen fünf Frühstücksvorschlägen können Sie wieder täglich wählen.

Exoten mit Sanddorn-Joghurt

$1/2$ reife Mango in dünne Scheiben schneiden. 1 Kiwi achteln. Zusammen mit 2 Kapstachelbeeren auf einem Teller sternförmig anordnen und mit 1 TL Limettensaft beträufeln. 150 g fettarmen Joghurt (1,5 % Fett) und 2 TL Sanddornmark mit Honig verrühren. Über die Früchte ziehen. Mit 1 TL gehackter Bitterschokolade (60 % Kakao) bestreuen.

Orangen-Dickmilch mit Pumpernickel

1 Orange halbieren, Saft einer Hälfte auspressen und mit 200 g Dickmilch (1,5 % Fett) verrühren. Übrige Orange schälen, filetieren und klein schneiden. Mit 1 TL Ahornsirup und 1 Prise Zimt unterrühren. 50 g Pumpernickel und 1 EL Korinthen fein hacken. Auf die Dickmilch streuen.

Hüttenkäse-Toast mit Beeren

2 Scheiben Vollkorntoast toasten und mit 2 EL Hüttenkäse (20 % Fett i.Tr.) bestreichen. 60 g gemischte Beeren nach Wahl putzen, eventuell klein schneiden und darauf geben. Mit 1 TL Zitronensaft und 2 TL gehackten Pistazien bestreuen.

Pfeffriges Quarkbrötchen

2 EL Quarkzubereitung (0,2 % Fett) mit etwas Kräutersalz und 1 TL grob geschrotetem schwarzem Pfeffer verrühren. 1 Roggenvollkornbrötchen aufschneiden und den Quark darauf streichen. 1 EL Schnittlauchröllchen aufstreuen.

Avocado-Schinken-Brot

1 Scheibe Vollkornbrot mit 1 TL Butter und $1/2$ TL Dijon-Senf bestreichen. $1/4$ Avocado in dünne Scheiben schneiden und auf dem Brot anrichten. Mit 1 TL Zitronensaft beträufeln, salzen und pfeffern. 20 g Lachsschinken in Streifen schneiden, auf dem Brot verteilen. Mit schwarzem Pfeffer übermahlen.

Fatburner-Drink

Den sollten Sie sich jeden Tag zubereiten.

Papaya-Zitrus-Shake

$1/2$ Papaya bis auf eine Spalte klein schneiden. Mit 1 EL Zitronensaft, 1 TL Frutilose (Obstsüße) und dem Saft $1/2$ Orange im Mixer pürieren. $1/8$ l kalte Buttermilch und 2 EL Eiweißpulver dazugeben und alles kurz mixen. In ein großes Kelchglas abgießen und mit der Papayaspalte garnieren.

FATBURNER À LA CARTE

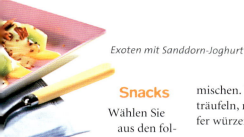

Exoten mit Sanddorn-Joghurt

Snacks

Wählen Sie aus den folgenden Snacks jeden Tag einen aus.

Sellerie-Sesam-Rohkost

1 kleinen Apfel und 1 Stück Sellerie (100 g) raspeln. 3 Zweige Petersilie grob hacken. Alles mischen, mit 2 TL Zitronensaft, $1/2$ TL Honig, Salz, frisch gemahlenem schwarzem Pfeffer und 1 TL Sesamöl würzen. 1 TL gerösteten Sesam darüber streuen.

Marinierte Orangen

2 kleine Orangen dick abschälen, den abtropfenden Saft dabei auffangen. Orangen in Scheiben schneiden und auf einem Teller ausbreiten. $1/2$ kleine rote Zwiebel in sehr feine Ringe schneiden und mit 5 schwarzen Oliven darüber streuen. Aufgefangenen Orangensaft, 1 TL Weißweinessig, Salz, schwarzer Pfeffer, $1/4$ TL gehackten Rosmarin und 1 EL Olivenöl vermischen. Über die Orangen träufeln, mit schwarzem Pfeffer würzen.

Ananas mit Bündner Fleisch

$1/4$ Ananas in dünne Scheiben schneiden. Mit 40 g Bündner Fleisch auf einem Teller ausbreiten. Mit 1 TL Limettensaft, Salz, frisch gemahlenem schwarzem Pfeffer und 1 TL fein gewürfelter Chilischote würzen. Von 3 Zweigen Koriander die Blätter abzupfen und darüber verteilen. Mit 1 Scheibe Vollkorntoast servieren.

Betthupferl

Der stärkste Fettverbrenner im Körper ist das Wachstumshormon. Das baut Muskeln auf, Fett ab, während Sie schlafen. Locken Sie es mit Eiweiß und Kohlenhydraten:

Aprikosen-Frischkäse

1 Dörraprikose in sehr kleine Würfel schneiden. Mit 2 EL körnigem Frischkäse verrühren. Mit 2 TL fein gewürfeltem Pumpernickel bestreuen.

---

tipp:

UND NOCH MEHR DO'S

Natürlich gelten die Sechs Do's von Seite 13 auch diese Woche. Hier noch ein paar mehr:

1. Entspannung für die Seele – Studien zeigen: Stress ist der schärfste Dickmacher, den wir kennen. Lernen Sie eine Entspannungstechnik, zum Beispiel Yoga, Atemübungen, Meditieren.

2. Streicheleinheiten für Ihren Körper – er ist das Wertvollste, das Sie besitzen: Rubbeln Sie mit dem Sisalhandschuh beim Duschen Problemzonen weg. Schenken Sie Ihrer Haut mit einer Creme Aufmerksamkeit.

3. Essen Sie – klingt doof, ist wichtig – langsam. Jeden Bissen gut kauen. Wer schlingt, legt sich im Bauch einen Komposthaufen an, dort gärt und fault es, und die wertvollen Fatburner (Eiweißbausteine, Vitamine, Mineralien) kommen nicht dort an, wo sie ihr schmälerndes Werk verrichten können – an der Körperzelle.

Achter Tag

Mittags: Chinesischer Tatar-Reissalat

Zutaten

30 g Vollkornreis (parboiled)
Salz
30 g tiefgekühlte Erbsen
50 g kleine Champignons
1/2 rote Paprikaschote
2 Frühlingszwiebeln
2 TL Erdnussöl
50 g Tatar
frisch gemahlener schwarzer Pfeffer
2 EL Reisessig
1 EL Sojasauce
2 EL Gemüsebrühe
1/2 TL Honig
3 Zweige Petersilie

1. Den Reis nach Packungsangabe in gesalzenem Wasser etwa 25 Minuten garen.

2. Inzwischen die Erbsen antauen lassen. Die Champignons abreiben, putzen und in feine Scheibchen schneiden. Die Paprikaschote waschen, entkernen und in kleine Würfel schneiden. Die Frühlingszwiebeln waschen, putzen und in dünne Ringe schneiden.

3. Das Öl in einer Pfanne erhitzen, das Tatar 2 Minuten anbraten. Erbsen, Pilze, Paprika und Frühlingszwiebeln zum Fleisch geben und unter Rühren 3 Minuten mitbraten. Salzen und pfeffern.

4. Den Reis abgießen, kalt abschrecken und gut abtropfen lassen. In einer Schüssel mit dem Gemüse mischen.

5. Essig, Sojasauce, Brühe, Honig, Salz und Pfeffer verrühren, unter den Salat heben. Die Petersilie abbrausen und trockenschütteln, die Blättchen abzupfen und unter den Salat mischen.

Variante: Statt Reis können Sie auch dünne Nudeln wie Vollkorn- oder Soja-Spaghetti oder japanische Buchweizennudeln verwenden.

Abends: Gefüllte Mangold-Tomate

Zutaten

1 große Fleischtomate (270 g)
Salz
30 g Bulgur (vorgekochter Weizengrieß)
1/8 l Gemüsebrühe
2 Mangoldblätter (150 g)
1 kleine Knoblauchzehe
2 TL Olivenöl
1 EL geriebener Parmesan
2 TL Pinienkerne
frisch gemahlener schwarzer Pfeffer

---

tipp:

FATBURNER AUS MILCH & SOJA

Die wichtigen Kalziumlieferanten sollten täglich auf dem Schlank-Plan stehen. Allerdings die fettarme Ausgabe. Gute magere Eiweißlieferanten: Joghurt, Hüttenkäse, Buttermilch, fettarme Milch, Frischkäse, magerer Quark, Mozzarella und Käse bis zu 30 Prozent Fett. Probieren Sie ruhig auch einmal die linienfreundlichen Gesundheitshits namens Sojaprodukte: Tofu, Sojamilch, Sojajoghurt.

¹/₂ TL gemahlener Kreuzkümmel
1 TL Zitronensaft

1. Von der Tomate einen flachen Deckel abschneiden. Das Fruchtfleisch mit einem Teelöffel herausschaben und beiseite stellen. Die Tomate mit Salz ausstreuen und umgedreht ablaufen lassen.

2. Den Bulgur mit 75 ml kochend heißer Brühe übergießen und 10 Minuten quellen lassen.

3. Den Backofen auf 200 °C vorheizen. Die Mangoldblätter waschen, putzen und die Stiele abschneiden. Die Stiele fein würfeln, die Mangoldblätter grob hacken. Die Knoblauchzehe schälen und zerdrücken. Das Tomatenfruchtfleisch hacken.

4. In einer beschichteten Pfanne 1 TL Öl erhitzen, die Mangoldstiele und den Knoblauch darin 3 Minuten dünsten. Das Mangoldgrün und die Tomaten zufügen, zugedeckt 5 Minuten dünsten.

5. Den Parmesan und die Pinienkerne hinzufügen. Unter den Bulgur heben. Mit Salz, Pfeffer, Kreuzkümmel und Zitronensaft kräftig abschmecken. Die Mischung in die ausgehöhlte Tomate füllen und mit dem übrigen Öl beträufeln. Den Tomatendeckel obendrauf legen.

6. Die Tomate in eine kleine Gratinform setzen, die übrige Füllung rundum verteilen. Mit der restlichen Brühe begießen. Die Tomate im Ofen etwa 10 Minuten backen.

Variante: Statt Bulgur den feineren Couscous nehmen und den Mangold durch Spinat ersetzen.

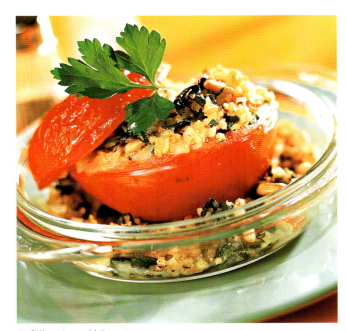

Gefüllte Mangold-Tomate

Neunter Tag

Mittags: Puten-Bohnen-Röllchen

Zutaten

Salz
60 g Prinzessbohnen
1 EL Sherryessig
½ TL Dijon-Senf
frisch gemahlener schwarzer Pfeffer
2 TL Olivenöl
1 Stück Mango (130 g)
3 Zweige Basilikum
Cayennepfeffer
70 g geräucherter Putenbrust-Aufschnitt
½ Vollkornbrötchen

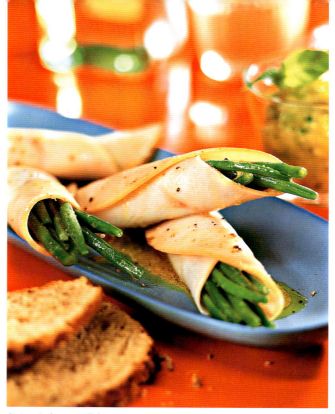

Puten-Bohnen-Röllchen

1. Salzwasser zum Kochen bringen. Die Bohnen waschen, putzen und in 7–8 Minuten bissfest garen.

2. Inzwischen für die Marinade den Essig, den Senf, Salz und Pfeffer verrühren, das Öl unterschlagen.

3. Die Bohnen abgießen, eiskalt abschrecken und gut abtropfen lassen. Noch lauwarm in der Marinade wenden und etwa 30 Minuten ziehen lassen.

4. Die Mango schälen und klein würfeln. Die Basilikumblätter von den Stielen zupfen, abreiben und grob hacken. Beides zusammen fein pürieren, mit Salz, Pfeffer und Cayennepfeffer kräftig abschmecken.

5. Die Putenscheiben mit etwas Marinade bestreichen, die Bohnen darauf verteilen und einrollen. Die Mangosauce zum Dippen und das Brötchen dazu servieren.

Variante: Aufschnitt von geräucherter Hähnchenbrust oder Roastbeef kann die Putenbrust ersetzen.

Abends: Fischtopf mit Chicorée

Zutaten

100 g Schollenfilet
50 g gekochte und geschälte Garnelen
2 TL Zitronensaft
Salz
frisch gemahlener schwarzer Pfeffer
1 kleine Staude Chicorée
1 dünne Stange Lauch (125 g)
1 kleine Möhre
1 kleine Kartoffel
2 TL Olivenöl
1 Schalotte
1/4 l Fischfond (aus dem Glas)
2 TL Schmand (24 % Fett)
5 Zweige Dill

1. Das Schollenfilet waschen, trockentupfen und in 1 cm breite Streifen schneiden. Die Garnelen abbrausen und gut abtropfen lassen. Fisch und Garnelen mit dem Zitronensaft beträufeln, salzen und pfeffern.

2. Den Chicorée waschen, längs halbieren, den Strunk keilförmig herausschneiden und die Hälften in 1 cm breite Streifen schneiden. Den Lauch waschen, putzen und in feine Ringe schneiden. Die Möhre schälen und klein würfeln. Die Kartoffel pellen und würfeln.

3. Das Öl in einem Topf erhitzen. Die Schalotte abziehen, fein würfeln und in dem heißen Öl glasig dünsten. Kartoffeln, Möhren und Lauch dazugeben und kurz mitdünsten. Mit dem Fond aufgießen, aufkochen und zugedeckt 6 Minuten garen.

4. Den Fisch, die Garnelen und die Chicoréestreifen in den Eintopf geben und noch 4 Minuten leise köcheln lassen. Eventuell noch mit etwas Wasser auffüllen.

5. Den Eintopf mit Salz und Pfeffer abschmecken. Den Schmand einrühren. Den Dill abbrausen, trockenschütteln und hacken. Vor dem Servieren auf den Eintopf streuen.

info:

WIE VIEL EIWEISS BRAUCHT DER MENSCH?

50 bis 100 Gramm Eiweiß wird in Ihrem Körper jeden Tag verbraucht. Es verschwindet als Kitt für kaputte Zellen, als Baustoff für wachsende Haare und Fingernägel – oder im Immun-Kampf gegen Feinde, in der Abwehr von Stress. Das Eiweiß, das dem Tank verloren geht, müssen Sie wieder zuführen, und das ist oft gar nicht so leicht. Wenn Sie nicht zuspecken wollen, dann sollten Sie magere Eiweißquellen wählen. 50 Gramm Eiweiß stecken zum Beispiel in: 7 1/2 Eiern, 200 g Hühner- oder Putenbrust, 175 g geräuchertem Lachs, ca. 300 g Fisch, Garnelen, 1,5 Liter Milch, 1,5 Kilo Joghurt, 250 g Mozzarella, 375 g Quark, 200 g Käse, 600 g Tofu. 675 g Reis, 125 g getrockneten Keimen, 1 Pfund Knäckebrot, 875 g Erbsen, 1 Kilo Kohl. Sie sehen, es ist gar nicht so einfach, auf sein täglich Eiweiß zu kommen. Ein Shake mit Obst und 2 EL Eiweißpulver hilft, die leeren Tanks zu füllen.

Zehnter Tag

Mittags: Avocado mit Thunfisch-Füllung

Zutaten

50 g Thunfischfilet im eigenen Saft (aus der Dose)
1 kleine Stange Staudensellerie
1–2 getrocknete, eingelegte Tomaten (10 g)
3 Zweige Petersilie
1/2 reife Avocado (etwa 120 g ohne Stein)
1 1/2 EL Zitronensaft
1 TL Tomatenöl (von den getrockneten Tomaten)
Salz, frisch gemahlener schwarzer Pfeffer
1 Scheibe Knäckebrot

1. Den Thunfisch abgießen und zerpflücken. Den Sellerie waschen, putzen und in dünne Scheibchen schneiden. Die getrockneten Tomaten in feine Streifen schneiden. Die Petersilie waschen, trockentupfen und die Blättchen grob hacken.

2. Von der Avocado den Stein entfernen. Das Fruchtfleisch bis auf einen kleinen Rand mit einem Löffel herauslösen und klein würfeln. Die Schnittflächen mit etwas Zitronensaft bestreichen und den übrigen Zitronensaft sofort mit den Avocadowürfeln mischen, damit sie nicht braun werden.

3. Thunfisch, Staudensellerie, Tomatenstreifen, Avocadowürfel, Petersilie und das Tomatenöl vermengen. Leicht salzen und pfeffern. Die ausgehöhlte Avocadohälfte damit füllen und auf einen Teller legen. Mit dem Knäckebrot servieren.

Variante: Statt mit Thunfisch können Sie die Avocado auch vegetarisch füllen, zum Beispiel mit mildem Schafskäse (Feta) oder Tofu (Sojabohnenquark).

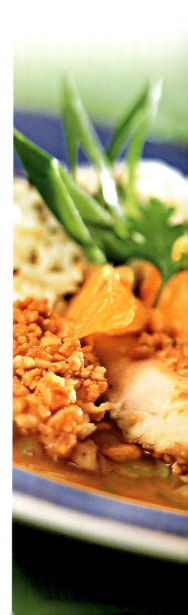

Erdnuss-Hähnchenfilet in Orangensauce

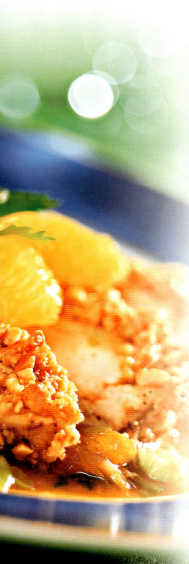

Abends: Erdnuss-Hähnchenfilet in Orangensauce

Zutaten

40 g Langkorn-Wildreis-
 Mischung
Salz
30 g ungeschälte Erdnüsse
1 kleine Orange
1 Frühlingszwiebel
1 Hähnchenbrustfilet (80 g)
frisch gemahlener schwarzer
 Pfeffer
1 TL Erdnussöl
1 TL Butter
100 ml Geflügelfond (Glas)
0,5 g pflanzliches Bindemittel
Cayennepfeffer

1. Den Reis nach Packungsanweisung in leicht gesalzenem Wasser garen.

2. Inzwischen die Erdnüsse schälen, von den Häutchen befreien und fein hacken. Die Orange mitsamt der weißen Haut schälen, die Filets zwischen den Trennwänden herausschneiden. Den abtropfenden Saft auffangen, die übrigen Trennwände gut ausdrücken. Die Frühlingszwiebel waschen, putzen und in feine Ringe schneiden.

3. Das Hähnchenfilet waschen, trockentupfen, salzen und pfeffern. Beidseitig in die Erdnüsse drücken.

4. Das Öl und die Butter in einer beschichteten Pfanne erhitzen. Das Hähnchenfilet von jeder Seite in 4–5 Minuten goldbraun braten, dann noch 7–8 Minuten bei milder Hitze weiterbraten.

5. Das Fleisch herausnehmen und warm stellen. Den Bratsatz mit dem Fond und dem Orangensaft ablöschen. 3 Minuten leise köcheln lassen. Das Bindemittel einrühren. Mit Salz, Pfeffer und Cayennepfeffer abschmecken.

6. Die Orangenfilets und die Frühlingszwiebeln in die Pfanne geben, einmal aufkochen lassen. Das Hähnchenfilet schräg in Scheiben schneiden und zusammen mit dem Reis und der Orangensauce anrichten.

Elfter Tag

Mittags: Sesam-Tofu auf marinierten Tomaten

Zutaten

70 g Tofu
2 EL Zitronensaft
1 EL Sojasauce
2 EL Sesam
1 TL Sojaöl
3 Tomaten (280 g)
1 TL Aceto balsamico
Salz, frisch gemahlener schwarzer Pfeffer
2 TL Olivenöl
2 Zweige Basilikum
1 Scheibe Vollkorntoast

1. Den Tofu im Ganzen mit dem Zitronensaft und der Sojasauce 30 Minuten marinieren.

2. Tofu herausnehmen, abtropfen lassen und in 1½ EL Sesam wenden. Das Sojaöl in einer beschichteten Pfanne erhitzen und den Tofu darin bei mittlerer Hitze von allen Seiten in 8 Minuten goldbraun braten.

3. Inzwischen die Tomaten waschen, vom Blüten- und Stengelansatz befreien und quer in dünne Scheiben schneiden. Auf einem großen Teller leicht überlappend ausbreiten.

4. Die Marinade vom Tofu mit dem Aceto balsamico, wenig Salz, Pfeffer und 1 TL Olivenöl verrühren. Über die Tomaten träufeln.

5. Den Tofu in Scheiben schneiden und auf den Tomaten anrichten. Die Basilikumblätter abzupfen und mit dem übrigen Sesam darüber streuen. Den Toast rösten, mit dem übrigen Olivenöl beträufeln, dazu reichen.

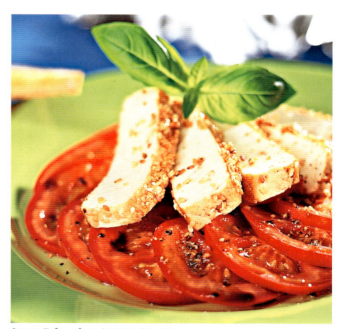

Sesam-Tofu auf marinierten Tomaten

Zum Mitnehmen: Den Tofu braten und in Alufolie wickeln. Die Marinade extra verpacken. Die Tomaten erst am Arbeitsplatz aufschneiden und mit dem Tofu anrichten.

Abends: Paprika-Tagliatelle mit Calamares

Zutaten

Salz
60 g Vollkorn-Tagliatelle
100 g küchenfertige Calamares (Tintenfische)
1 EL Zitronensaft
frisch gemahlener schwarzer Pfeffer
je 1/2 rote und grüne Paprikaschote
1 kleine Zwiebel
1 kleine Knoblauchzehe
1 Stück Ingwer (1 cm)
2 TL Olivenöl
5 EL Hühnerbrühe
1/2 TL Oregano
3 Zweige Petersilie

1. Salzwasser zum Kochen bringen. Die Nudeln darin nach Packungsangabe bissfest garen.

2. Inzwischen die Kalamares waschen, trockentupfen und in 1 cm breite Streifen oder Ringe schneiden. Den Zitronensaft, Salz und Pfeffer verrühren. Die Kalamares darin 30 Minuten marinieren.

3. Die Paprikaschoten waschen, halbieren und putzen, in dünne Streifen schneiden. Die Zwiebel, die Knoblauchzehe und den Ingwer schälen und fein würfeln.

4. Das Öl in einer Pfanne erhitzen. Die abgetropften Kalamares darin zusammen mit der Zwiebel, Knoblauch und Ingwer 2–3 Minuten braten. Die Paprikastreifen dazugeben und noch 3 Minuten mitdünsten.

5. Die Brühe einrühren, mit Salz, Pfeffer und Oregano würzen. Die Petersilie abbrausen, trocken schütteln, die Blätter abzupfen und hacken.

6. Die Nudeln abgießen, kurz abtropfen lassen und auf einem vorgewärmten Teller anrichten. Die Paprika-Kalamares obendrauf geben und mit den Petersilienblättern bestreuen.

Variante: Anstelle von Nudeln können Sie auch Vollkornreis nehmen. Aber kaufen Sie bitte parboiled Naturreis, sonst dauert das Kochen zu lange.

---

tipp:

BROT MIT NIEDRIGEM GLYX

Weißbrot und Mischbrote sollten nur selten auf dem schlanken Speiseplan stehen – kein Problem zum Salat, aber bitte nicht mit Fett kombinieren. Sie haben einen hohen GLYX und sind wahre Fetthorter. Linienfreundlicher: Brot aus geschrotetem Korn, Pumpernickel, Vollkornknäcke und Vollkorntoast. Die passende Auflage: Träufeln Sie wie die Mittelmeer-Anrainer etwas Olivenöl auf die Scheibe, oder geben Sie Magerquark unter die Marmelade.

Zwölfter Tag

Mittags: Papaya-Salat mit Scampi

Zutaten

1/2 Papaya (200 g)
2–3 mittelgroße Blätter Romanasalat (40 g)
1 kleine Stange Staudensellerie
2 rohe Scampi, ohne Kopf (60 g)
1 kleine Knoblauchzehe
Salz
1 TL Olivenöl
1 EL trockener Sherry (Fino)
4 EL Geflügelfond (aus dem Glas)
2 EL Orangensaft
2 TL Apfelessig
frisch gemahlener schwarzer Pfeffer
1/2 TL Dijon-Senf
1 Roggen-Vollkornbrötchen

1. Die Papaya entkernen, schälen, längs halbieren und in dünne Scheiben schneiden. Den Salat waschen, putzen und bis auf die Blattspitzen in 2 cm breite Streifen schneiden. Den Staudensellerie waschen, putzen und in feine Scheibchen schneiden. Die Papaya, den Salat und den Sellerie auf einem Teller anrichten.

2. Die Scampi abbrausen und trockentupfen. Mit der zerdrückten Knoblauchzehe und mit Salz würzen. Das Öl in einer beschichteten Pfanne erhitzen, die Scampi darin von beiden Seiten in 5-7 Minuten anbraten.

3. Sherry, Geflügelfond, Orangensaft und Essig mischen. Die Scampi aus der Pfanne nehmen und warm stellen. Den Bratensatz mit der Sherrymischung loskochen und 2–3 Minuten köcheln lassen. Mit Salz, Pfeffer und Senf würzen. Die Sauce über den Salat träufeln. Mit den Scampi anrichten. Das Roggenbrötchen dazu reichen.

Variante: Statt Scampi paßt auch geräucherte Putenbrust in Scheiben zu dem fruchtigen Salat.

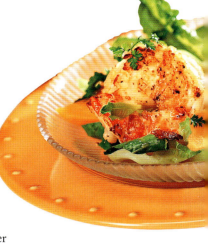

Abends: Chinesische Gemüse-Puten-Pfanne

Zutaten

40 g Vollkornreis (parboiled)
Salz
80 g Putenbrustfilet
frisch gemahlener schwarzer Pfeffer
150 g Gemüsegurke
1 kleine rote Paprikaschote
100 g Sojasprossen
1 Frühlingszwiebel
1 kleine Knoblauchzehe
3 EL Hühnerbrühe
1 EL Sojasauce
1 EL trockener Sherry (Fino)
0,5 g pflanzliches Bindemittel
1 TL Sojaöl
1 TL Sesamöl

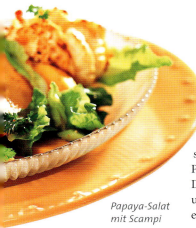

Papaya-Salat mit Scampi

1. Den Reis in leicht gesalzenem Wasser nach Packungsangabe bissfest garen.

2. Inzwischen das Fleisch waschen, trockentupfen und in dünne Scheiben schneiden, mit Pfeffer einreiben.

3. Die Gurke schälen, längs halbieren und entkernen, dann in feine Streifen schneiden. Die Paprikaschote waschen, vierteln und ebenfalls feinstreifig schneiden. Die Sojasprossen gut abbrausen und abtropfen lassen. Die Frühlingszwiebel waschen, putzen und in feine Ringe schneiden. Den Knoblauch schälen und fein würfeln.

4. Die Brühe, die Sojasauce, den Sherry und das Bindemittel miteinander verrühren.

5. Das Sojaöl und Sesamöl in einer beschichteten Pfanne heiß werden lassen. Das Fleisch darin 2 Minuten unter Rühren braten, bis es schön braun ist, dann herausnehmen. Die Frühlingszwiebel und den Knoblauch kurz anbraten. Die Paprika und die Gurke in das Öl geben und unter Rühren 2 Minuten braten. Die Sprossen hinzufügen und 1 Minute pfannenrühren.

6. Die Würzsauce einrühren, aufkochen und alles 2 Minuten ziehen lassen, bis die Sauce leicht sämig ist. Das Fleisch in die Pfanne geben. Mit Salz und Pfeffer abschmecken.

7. Den Reis abgießen, kurz ausdämpfen lassen und zu der Gemüsepfanne servieren.

tipp:

FATBURNER VITAMIN C & ENZYME

Wenn Sie abnehmen wollen, dann achten Sie auf Ihr tägliches Gramm Vitamin C (Seite 9).

➤ Viel steckt in frischem Obst und Gemüse, vor allem in Kiwi, Orangen, Zitronen, Himbeeren, Grapefruit, Äpfeln, Kohl, Erbsen, Spargel.

➤ Wenn Sie Zitrone ins Mineralwasser pressen, dann mit viel Fruchtfleisch. Darin stecken Flavonoide, die die Wirkung von Vitamin C auf das 20-fache verstärken.

➤ Bitte Exoten: Papaya und Ananas liefern Enzyme, die dafür sorgen, dass Eiweiß verdaut wird und als Fatburner im Körper agieren kann. Ananas hat zwar einen hohen GLYX, aber solange Sie sie nicht mit einem Sahnehäubchen essen, tut sie an der Hüfte nur Positives. Vor allem, wenn Sie sie mit magerem Eiweiß (zum Beispiel Bündner Fleisch) kombinieren.

Dreizehnter Tag

Mittags: Pasta-Salat mit Mozzarella

Zutaten

Salz
40 g kurze Vollkorn-Makkaroni
½ kleine Aubergine (75 g)
1 EL Olivenöl
frisch gemahlener schwarzer Pfeffer
1 große Tomate
50 g Mozzarella
1 kleine rote Chilischote
½ kleine rote Zwiebel
1 ½ EL Rotweinessig
2 EL Gemüsebrühe
5 Zweige Koriander

1. Reichlich Salzwasser zum Kochen bringen. Die Nudeln darin nach Packungsangabe in 10 Minuten bissfest garen.

2. Inzwischen die Aubergine in kleine Würfel schneiden. Das Öl in einer beschichteten Pfanne erhitzen und die Auberginen darin in 2–3 Minuten kross anbraten, salzen und pfeffern.

3. Die Nudeln abgießen, kurz abtropfen lassen und mit den Auberginen mischen.

4. Die Tomate waschen, vom Stielansatz befreien und würfeln. Den Mozzarella in kleine Würfel schneiden. Die Chilischote putzen, entkernen und winzig klein würfeln. Die Zwiebel schälen und fein hacken. Alles zu den Nudeln geben.

5. Den Essig, die Brühe, Salz und Pfeffer verrühren, den Salat damit anmachen. Den Koriander abbrausen, trockenschwenken und die Blätter abzupfen. Zum Schluss auf den Salat streuen.

Varianten: East meets West: Chilischote und Koriander kombiniert mit Pasta und Mozzarella – das ist eine ungewöhnliche, aber sehr gelungene Kombination.

Natürlich können Sie den Salat auch ganz klassisch italienisch mit frisch gehacktem Basilikum und Knoblauch in der Vinaigrette variieren.

---

info:

FIT STATT FETT

Und? Haben Sie jeden Morgen schon vor dem Frühstück die Fettverbrennung unterstützt? Wenn ja, haben Sie gelernt: Bewegung tut gut! Nicht nur der Figur. Auch das Körpergefühl und die gute Laune sind bald in Bestform.

Ihr Ziel sollte sein: Pro Kilo Körpergewicht 7 kcal täglich zu verbrennen. Dann können Sie Ihr Gewicht auch künftig halten. Was verbraucht was? Ein 60-Kilo-Mensch verbraucht pro 10 Minuten

➤ Joggen: 81 kcal

➤ Walken: 66 kcal

➤ Radfahren: 60 kcal

➤ Bügeln: 20 kcal

➤ Gartenarbeit: 51 kcal

➤ Spazierengehen: 36 kcal

➤ Badminton: 71 kcal

➤ Golf: 51 kcal

Wer mehr oder weniger wiegt, kann Pi mal Daumen pro Kilo 1–2 kcal Differenz veranschlagen.

Abends: Fischspieß mit Schnittlauch-Dip

Zutaten

5 Schnittlauchhalme
75 g Quarkzubereitung (0,2 % Fett)
30 g Joghurt (1,5 % Fett)
1 1/2 EL Zitronensaft
Salz, frisch gemahlener schwarzer Pfeffer
100 g Seeteufelfilet
2 TL Olivenöl
1 kleine Knoblauchzehe
70 g Kirschtomaten
50 g kleine Champignons
1/4 Zitrone
1 Kornspitz

1. Den Schnittlauch waschen und in Röllchen schneiden. Den Quark mit dem Joghurt, 1/2 EL Zitronensaft, Salz und Pfeffer cremig verrühren. Den Schnittlauch untermischen. Den Dip kalt stellen.

2. Das Fischfilet waschen, trockentupfen und in 2 cm große Würfel schneiden. Den übrigen Zitronensaft, 1 TL Öl, Salz, Pfeffer und die zerdrückte Knoblauchzehe verrühren, den Fisch darin 15 Minuten ziehen lassen.

3. Die Tomaten und Pilze waschen und putzen. Abwechselnd mit den Fischstücken auf 2 Spieße reihen.

4. Das übrige Öl in einer Grillpfanne verstreichen. Die Fischspieße von jeder Seite 5 Minuten braten, öfter mit der Marinade bestreichen.

5. Die Zitrone in Spalten schneiden und mit den Fischspießen anrichten. Den Kornspitz und den Schnittlauch-Dip dazu reichen.

Variante: Die Fischspieße auf Alufolie auf den Rost legen und unter dem vorgeheizten Elektro-Grill von jeder Seite 3 Minuten rösten.

Fischspieß mit Schnittlauch-Dip

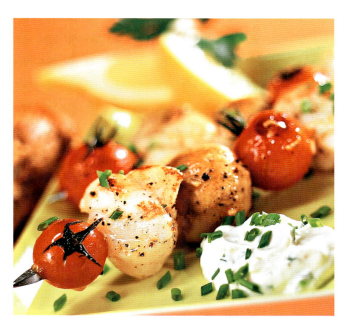

Vierzenter Tag

Mittags: Roter Linsensalat mit Ingwer

Zutaten

50 g Joghurt (1,5 % Fett)
2 TL Zitronensaft
Salz, frisch gemahlener schwarzer Pfeffer
2 getrocknete Aprikosen
$1/2$ Zwiebel
1 kleines Stück Ingwer (1 cm)
1 TL Sonnenblumenöl
4 EL rote Linsen (50 g)
$1/2$ TL Curry
$1/8$ l Gemüsebrühe
2 kleine feste Tomaten
1 Frühlingszwiebel
4 Zweige Petersilie
2 TL Kürbiskerne
1 Scheibe Vollkornbrot

1. Den Joghurt mit 1 TL Zitronensaft, Salz und Pfeffer verrühren und beiseite stellen. Die Aprikosen in kleine Würfel schneiden. Die Zwiebel und den Ingwer schälen und fein hacken.

2. Das Öl in einem Topf erhitzen, die Zwiebel und den Ingwer darin kurz andünsten. Die Linsen und die Aprikosen dazugeben, mit dem Curry bestäuben und mit der Brühe aufgießen. Aufkochen und zugedeckt bei schwacher Hitze 12–15 Minuten quellen lassen. Die Linsen sollen nicht zerfallen!

3. Inzwischen die Tomaten waschen, von Stiel- und Blütenansatz befreien und achteln. Die Frühlingszwiebel waschen, putzen und in feine Ringe schneiden. Die Petersilie abbrausen, trockenschütteln, die Blätter abzupfen und hacken.

4. Die Linsen etwas abkühlen lassen, dann mit den Tomaten, den Frühlingszwiebeln, der Petersilie und den Kürbiskernen vermischen. Mit Salz, Pfeffer und dem übrigen Zitronensaft abschmecken. Den Joghurt als Klecks obendrauf geben. Das Vollkornbrot dazu reichen.

Zitronen-Spaghetti mit Zucchini

Abends: Zitronen-Spaghetti mit Zucchini

Zutaten

$1/2$ Zitrone mit unbehandelter Schale
200 g kleine Zucchini
1 kleine Knoblauchzehe
Salz
2 TL Olivenöl
frisch gemahlener schwarzer Pfeffer
2 Zweige Thymian
3 EL Gemüsebrühe
40 g Vollkorn-Spaghetti
40 g Schafskäse (Feta)

1. Von der Zitrone die Schale mit einem Zestenschneider in feinen

Streifen abziehen. Den Zitronensaft auspressen.

2. Die Zucchini waschen, putzen und in 3–4 cm lange Streifen schneiden. Die Knoblauchzehe schälen und fein würfeln.

3. In einem Topf Salzwasser mit 1 EL Zitronensaft zum Kochen bringen. Das Öl in einer beschichteten Pfanne erhitzen, die Zucchini darin unter Rühren bei starker Hitze 2–3 Minuten anbraten. Den Knoblauch kurz mitdünsten. Mit Salz, Pfeffer und den abgerebelten Thymianblättchen würzen. Die Brühe und den übrigen Zitronensaft hinzufügen. Die Zucchini zugedeckt 5 Minuten dünsten.

4. Gleichzeitig die Nudeln im Salzwasser nach Packungsangabe bissfest garen, die Zitronenschalen-Julienne kurz vor Ende der Garzeit hinzufügen.

5. Die Nudeln abgießen, kurz abtropfen lassen und in die Pfanne geben. Alles vermischen, salzen und pfeffern. Den Schafskäse zerbröckeln und obendrauf streuen.

Variante: 4 schwarze Oliven feinstreifig schneiden und zum Schluss unter die Nudeln mischen.

info:

Sie wollen Ihr Gewicht halten?

Kein Problem: Essen Sie mindestens 1 Pfund Gemüse und zwei Portionen Obst täglich. Obstsalat ist ein idealer Start in den Tag, Gemüsestreifen mit einem Dip der Top-Snack. Trinken Sie 3 Liter Mineralwasser und Tees. Wenn Sie Wein trinken, immer die doppelte Menge Wasser dazu. Essen Sie 3- bis 5-mal die Woche Fisch. Und wenn Fleisch, dann mager – und eine dreimal so große Portion Gemüse dazu. Milchprodukte versorgen Sie mit dem Fatburner Eiweiß.

Genießen Sie, worauf Sie Lust haben. Auch mal die Torte oder ein Fünf-Gänge-Menü. Das können Sie am nächsten Tag locker wieder ausgleichen. Der Körper nimmt Ihnen nur übel, was Sie 365 Tage im Jahr machen.

Und der wichtigste Tipp: Lesen Sie bei jedem Fertigprodukt, was auf der Packung steht, und überlegen Sie sich, ob das Ihrem Körper, Ihrer Seele gut tut.

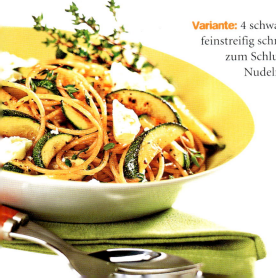

Gesucht – gefunden

Buchtipps

Bücher aus dem Gräfe und Unzer Verlag

Bohlmann, Friedrich: Essen als Medizin. Genussvoll vorbeugen – natürlich heilen

Grillparzer, Marion: Fatburner. So einfach schmilzt das Fett weg; *und:* Die magische Kohlsuppe. 5 Kilo in einer Woche

Muliar, Doris: Low Fat! Mit Genuss zum Wunschgewicht

Strunz, Ulrich: Forever Young. Das Erfolgsprogramm

Strunz, Ulrich: Forever Young. Das Ernährungsprogramm

Strunz, Ulrich: Forever Young. Das Leicht-Lauf-Programm

Wade, Jennifer: Fatburner. Das Fitnessprogramm

Weitere Literatur

Cooper, Kenneth H.: Gesundheitsfaktor Ernährung; BLV, München

Kasper, Heinrich: Ernährungsmedizin und Diätetik; Urban & Schwarzenberg, München

Leighton H. u.a.: Zuckerknacker; Mosaik bei Goldmann, München

Montignac, Michel: Ich esse, um abzunehmen; Artulenverlag, Offenburg

Hilfreiche Adressen

Der Deutsche Leichtathletikverband vermittelt Joggingpartner. Bundesweit gibt es 2600 Lauftreffs:
Telefon 06151 / 770852

Auswertungs- und Informationsdienst für Ernährung, Landwirtschaft und Forsten (aid),
Konstantinstraße 124
D–53179 Bonn

Deutsche Gesellschaft für Ernährung (DGE)
Im Vogelsang 40
D–60488 Frankfurt/Main

Deutsches Institut für Ernährungsforschung
Arthur-Scheunert-Allee 114
D–14558 Bergholz-Rehbrücke

Stiftung Warentest
Lützowplatz 11–13
D–10785 Berlin

Verband für unabhängige Gesundheitsberatung (UGB)
Keplerstraße 1
D–35390 Gießen

Österreichische Gesellschaft für Ernährung (ÖGE)
Zaunergasse 1–3
A–1037 Wien

Schweizerische Gesellschaft für Ernährung (SGE)
Postfach 8333
CH–3000 Bern 14

Rezepte von A–Z

Frühstück

Avocado-Schinken-Brot 30
Erdbeer-Mandel-Müsli 12
Exoten mit Sanddorn-Joghurt 30
Hüttenkäse-Toast mit Beeren 30
Obstsalat mit Sesam 12
Orangen-Dickmilch mit Pumpernickel 30
Papaya-Kokos-Quark 12
Pfeffriges Quarkbrötchen 30
Tomatenbrot 12

Snacks

Ananas mit Bündner Fleisch 31
Mango mit Krabben 13
Marinierte Orangen 31
Rohkost mit Dip 13
Sellerie-Sesam-Rohkost 31
Tomaten-Mozzarella-Spieße 13

Betthupferl

Aprikosen-Frischkäse 31
Flocken-Joghurt 13
Korinthen-Keks 13

Hauptgerichte

Avocado mit Thunfischfüllung 36

Chinesische Gemüse-Puten-Pfanne 40
Chinesischer Tatar-Reissalat 32
Crêpes mexikanisch 24

Erdnuss-Hähnchenfilet in Orangensauce 36

Fischspieß mit Schnittlauch-Dip 42

Fischtopf mit Chicorée 34
Forellenfilet mit Apfel-Meerrettich-Quark 22

Gefüllte Mangold-Tomate 32
Gefüllte Paprika mit
Schafskäse 24
Gemüsesalat mit Zitronen-
Käsesauce 26
Gurken-Radieschen-
Kaltschale 16

Kabeljaufilet auf Fenchel-
Tomaten-Gemüse 26
Kalbsschnitzel mit Thunfisch-
sauce und Selleriegemüse 18
Kräuter-Risotto mit
Garnelen 16

Linsen-Spinat-Pfanne 22

Papaya-Salat mit Scampi 40
Paprika-Tagliatelle mit
Calamares 38
Pasta-Salat mit Mozzarella 42
Pellkartoffeln mit Pesto-
Quark 14
Penne mit Artischocken
und Tomaten 20
Puten-Bohnen-Röllchen 34

Rohkost-Brötchen 14
Roter Linsensalat mit Ingwer 44

Salat, Fatburner- 12
Scharfes Rettich-Carpaccio 20
Sesam-Tofu auf marinierten
Tomaten 38
Spargelsalat mit Pecorino 18

Zitronen-Spaghetti mit
Zucchini 44

Sachregister

Aromastoffe 5

Bad mit Meersalz 27
Betthupferl 13, 31
Bewegung 9, 13, 25, 42
Blitzdiäten 6
Brot 39

Chemie in Nahrungsmitteln 5

Diät 6 f.
Do's für jeden Tag 13, 31
Drink, Fatburner- 12, 30

Einkaufsliste 11, 29
Eiweiß 7, 9, 17
-bedarf 35
Energie 5
Entspannung 27, 31
Enzyme 41

Ernährung 5 ff.
– nach der Diät 45
Essen, langsam 31

Fatburner 8, 19
-Drink 12, 30
-Salat 12
Fett 6 ff.
–, tierisches 8
-säuren 7, 8
Fitness 9, 13, 25, 42
Frühstück 12, 30

Gastrokolischer Reflex 15
Gewicht halten 45
Glukagon 7

Glukose 7
GLYX (glykämischer Index) 7 f.,
8 (Tabelle), 39

Hautpflege 27, 31
Hunger 5

Industrieprodukte 5 ff.
Insulin 7 f.

Kalorien 5 ff.
Kalzium 9, 32
Kantine 18
Kohlenhydrate 6 f., 17
Kombination von Lebens-
mitteln 17
Körperfett-Waage 26

Lebensmittel 5 ff.

Milchprodukte 9, 32
Muskulatur 7, 9, 25

Nährstoffe 5 ff.
Nahrungsmittel 5 ff.

Pflanzenöle 8

Qualität, Lebensmittel- 23

Restaurant 18
Resteverwertung 29

Salat, Fatburner- 12
Säure 9
Schlankhormon 7, 8
Schokolade 20
Snacks 13, 31
Sojaprodukte 32

Sport 9, 13, 25
-arten 42
Stress 31
Süßhunger 7, 20
Süßigkeiten 6 ff.

Tipps für jeden Tag 13, 31
Trinken 13, 15

Übergewicht 5 f.

Vitalstoffe 5 ff.
Vitamin C 9, 41
Vollkornprodukte 9, 39
Vorräte 11, 29
Vorratsliste 10

Waage 13, 26
Wachstumshormon 31
Weißmehl 7

Zucker 7

Wichtiger Hinweis

Die Ratschläge des vorliegenden Buches wurden sorgfältig recherchiert und haben sich in der Praxis bewährt. Alle Leserinnen und Leser sind jedoch aufgefordert, selbst zu entscheiden, ob und inwieweit sie die Anregungen aus diesem Buch umsetzen wollen. Autorin und Verlag übernehmen keine Haftung für die Resultate.

Über die Autorinnen

Marion Grillparzer ist Diplom-Ökotrophologin und ausgebildete Journalistin. Sie lebt in München als freie Journalistin und schreibt seit vielen Jahren für verschiedene Magazine. Sie ist mehrfache Buchautorin mit den Schwerpunkten Ernährung und Gesundheit.

Martina Kittler machte nach dem Ökotrophologie- und Sportstudium ihre Leidenschaft Kochen zum Beruf. Fast acht Jahre lang arbeitete sie in der Redaktion der größten deutschen Kochzeitschrift. Seit 1991 schreibt sie freiberuflich Bücher und Zeitschriftenartikel mit den Schwerpunkten moderne, gesunde Ernährung, unkomplizierte Rezepte für jeden Tag.

Bildnachweis

Fotoproduktion:
Studio R. Schmitz
Foodstyling: Jason Montagne

Weitere Fotos:

Mauritius – Benelux Press: S. 10;
Studio Eising (Martina Görlach): Titelbild
Stock Market: S. 1; S. 4, 6 (David Raymer); 28 (R. B. Studio)

Impressum

© 2001 Gräfe und Unzer Verlag GmbH, München
Alle Rechte vorbehalten, Nachdruck, auch auszugsweise, sowie Verbreitung durch Film, Funk, Fernsehen und Internet, durch fotomechanische Wiedergabe, Tonträger und Datenverarbeitungssysteme jeder Art nur mit schriftlicher Genehmigung des Verlages.

Redaktionsleitung: Doris Birk
Projektleitung: Silvia Herzog
Redaktion und Gestaltung:
Felicitas Holdau
Layout: Heinz Kraxenberger
Umschlag: independent Medien-Design
Herstellung:
Helmut Giersberg
Lithos: W & Co., München
Druck/Bindung: Alcione, Trento

ISBN 3-7742-5530-X

Auflage	5.	4.	3.	2.	1.
Jahr	05	04	03	02	01